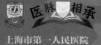

上海市第一人民医院
"医脉相承"系列丛书

付强 主编

脊柱「微创」靠谱吗

微创
不仅仅是一种技术
更是一种理念

U0279190

上海科学技术出版社

图书在版编目（ＣＩＰ）数据

脊柱"微创"靠谱吗 / 付强主编. -- 上海 ： 上海
科学技术出版社，2023.11
（上海市第一人民医院"医脉相承"系列丛书）
ISBN 978-7-5478-6308-4

Ⅰ．①脊… Ⅱ．①付… Ⅲ．①脊柱病－显微外科学
Ⅳ．①R681.5

中国国家版本馆CIP数据核字(2023)第170059号

脊柱"微创"靠谱吗

付　强　主编

上海世纪出版（集团）有限公司
上 海 科 学 技 术 出 版 社　出版、发行
（上海市闵行区号景路 159 弄 A 座 9F-10F）
邮政编码 201101　　www.sstp.cn
上海颛辉印刷厂有限公司印刷
开本 787×1092　1/16　印张 11.5
字数 160 千字
2023 年 11 月第 1 版　2023 年 11 月第 1 次印刷
ISBN 978-7-5478-6308-4/R·2829
定价：68.00 元

本书如有缺页、错装或坏损等严重质量问题，请向工厂联系调换

丛书编委会

主 编
郑兴东

执行主编
邹海东 孙晓东 刘 珣

编 委
（按姓氏拼音排序）

陈廷锋　程文红　董 频　范 江　范国荣　范秋灵
冯 睿　韩邦旻　胡国勇　胡书豪　李红莉　李金宝
李培明　李雅春　林浩东　刘 勇　刘安堂　刘少稳
娄加陶　楼美清　陆方林　陆伦根　陆元善　缪传文
潘劲松　裘正军　沈 华　宋滇文　宋献民　王 兴
王红霞　王瑞兰　王松坡　王育璠　邬素芳　吴 芳
吴 蓉　吴云成　伍佩英　伍洲炜　严 磊　余 波
俞 晔　袁 琳　张 旻　张必萌　张佳胤　张鹏宇
章家福　赵晋华　祝延红　邹芳草

本书编委会

主　编
付　强

副主编
李振宙　许　华　宋滇文　刘彦斌

主编助理
朱　亮　刘鹏程

绘　图
刘鹏程

编　者
（以姓氏笔画为序）

丁　华	马小军	王　雷	王树强	占新华	朱文峰
刘大林	刘锦波	刘鹏程	江本启	汤雪明	李　军
李　昂	李新华	连小峰	吴建锋	何　劲	张　弛
张　浩	张海峰	张德辉	陈　誉	陈依依	杭栋华
柯荣军	晏美俊	郭　松	唐国柯	唐颂军	徐大波
傅泽泽	蔡　斌	蔡安烈	霍宁宁		

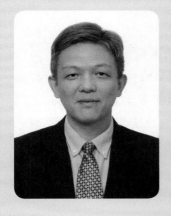

付强 上海交通大学医学院附属第一人民医院脊柱外科主任医师、教授、博士研究生导师，脊柱外科主任，脊柱微创中心主任，骨质疏松联合诊疗中心主任，亚太脊柱外科人工智能临床及转化中心主任。

30 年来深耕脊柱外科专业，对脊柱微创、骨质疏松、脊柱退变性疾病、脊髓损伤、脊柱肿瘤等疾病有着深入的研究和丰富的临床经验。目前已完成各类脊柱外科手术近万台，年主刀脊柱手术 500 台以上。入选上海市启明星计划，先后获得国家自然科学基金 5 项、国家科技部支撑项目 1 项、中华医学科技奖一等奖 1 项，上海市科委基金 3 项、军队重点项目 1 项，军队科技、医疗二等奖各 1 项，获得发明专利 6 项。

目前担任中华中医药学会脊柱微创专家委员会常务委员、中国医疗保健国际交流促进会骨科专业委员会脊柱内镜学组副主任委员（创始委员）、中国医师协会骨科医师分会脊柱内镜专家委员会委员、中国医师协会骨科医师分会脊柱工作委员会脊柱微创工作组委员、中国中西医结合学会骨科微创专业委员会脊柱内镜学组副主任委员、上海中西医结合学会脊柱微创学组副组长、上海脊柱外科微创学组委员、上海康复学会脊柱微创学组副组长、中国康复医学会骨质疏松预防与康复委员会委员、上海中华医学会骨质疏松学会委员、国际脊柱内镜学会（ISESS）委员（创始）、国际 SCICOT 中国脊柱微创外科学会委员、国际脊柱外科 ISASS 学会会员等。

总 序

1947 年，时任上海市第一人民医院（时称"公济医院"）院长的朱仰高有感于当时郊县居民缺医少药、求医无门之苦，将一辆 5 吨重的道奇卡车改装成了诊治功能一应俱全的"流动医院"。数年间，这所卡车上的"流动医院"每周日均开赴上海郊县乃至周边省市，布药施治、救死扶伤，开辟了我国送医下乡的先河。

时过境迁，如今我国医疗卫生事业已有了翻天覆地的变化。党的二十大报告指出，我国建成了世界上规模最大的医疗卫生体系。即便是乡野农村，非"流动医院"难以就医的窘境也已一去不复返。

在过去的几年里，我曾经多次带队前往井冈山、西柏坡、酒泉等相对边远的地区，为当地百姓开展义诊。据我所见，当地医疗卫生机构的硬件条件与"北上广"等医疗高地的差距已然不大。然而，我依然见到了不少因就医过晚而错失最佳治疗时机的患者，令人深感痛心。

痛定思痛，我想桎梏当地居民求医的主要因素之一，恐怕还是囿于健康观念和医学知识的匮乏。而这一难题，是十辆二十辆"流动医院"卡车都难以遽然解决的。

何以破此题？一词概之曰：科普。

上海市第一人民医院有着科普的"基因"。任廷桂、乐文照等医院老一辈专家均重视健康知识之宣教普及。时至如今，年轻一代的"市一人"也继承了先辈对科普的高度热情和专业精神，积极投身参加各类科普活动，获奖累累，普惠群众。

医学科普能够打破地域和资源的局限，将医药知识和健康理念传递到千家万户，帮助民众早发现、早治疗疾病，尽可能减少患病带来的不良后果。

同时增强民众对疾病的了解，有意识地进行自我健康管理。这正是医学科普工作的应有之义。

除了个体价值外，医学科普的价值在公共卫生视野中有着更深刻的体现。《"健康中国2030"规划纲要》提出，要"建立健全健康促进与教育体系，提高健康教育服务能力，从小抓起，普及健康科学知识。"这将医学科普提升到了国家战略的高度。在面对公共卫生事件时，高度的公众健康素养能够成为保障民众健康的坚实防线。而优秀的医学科普作品也能引导、激励更多人投身于医疗卫生事业。

正是出于以上原因，我自2020年起即组织上海市第一人民医院各科室专家，编撰"医脉相承"系列丛书。丛书的编纂秉持"以人民健康为中心"的理念，融合科学性、通俗性、教育性，内容涉及预防、疾病诊断、治疗、康复、健康管理等方面，囊括新生儿喂养、青少年斜弱视，成年人常见的甲状腺病、心脏病、脊柱疾病，以及高龄人群好发的骨质疏松、眼底病、白内障、肿瘤等疾病话题，是一套覆盖全生命周期的科普丛书。在编纂本丛书的过程中，我们得到了上海市卫健委、上海申康医院发展中心、上海市健康促进中心的大力支持和悉心指导，在此特向他们表示衷心的感谢。

我希望，"医脉相承"系列丛书能够以其通俗易懂的语言向公众传达最基础、最关键的医学知识，让他们"听得懂、学得会、用得上"，从而引导公众建立科学、文明、健康的生活方式，推进"以治病为中心"向"以人民健康为中心"的转变，让每位读者都有能力承担起自身健康的第一责任！

郑兴东

上海市第一人民医院院长

本书序

　　脊柱微创外科是脊柱外科领域重要的学科之一，近年来发展迅速，以椎间孔镜为代表的脊柱内镜技术为广大患者提供了微创、安全、有效的治疗手段。但是目前有关脊柱微创知识的科普宣传，缺乏原创性、趣味性强的读物；另一方面，随着互联网、微信和短视频平台的广泛普及，不少"伪科学""假科学"言论正在假借"微创""无创""保健""养生"治疗脊柱疾病的旗号进行网络传播，混淆视听。此类不科学的传播既误导了社会民众的认知与行为，也给临床医师的工作带来了严峻挑战。

　　因此我要感谢并衷心祝贺付强教授团队编写了这本全面介绍脊柱微创知识的科普图书。在书中，作者们将脊柱微创领域的复杂知识，通过通俗易懂的语言和生动直观的图片展现给读者。不仅介绍了各种脊柱疾病的病因、临床表现及治疗方法，还重点讲解了脊柱微创手术术前、术中、术后的注意事项及日常康复锻炼方法；更结合了时代科技发展的前沿，介绍了三维导航技术、脊柱手术机器人及干细胞治疗修复技术等。

　　此书兼具科学性与趣味性于一体，以浅显生动的语言来解释复杂深奥的医学知识，是一本上佳的科普读物。我强烈推荐《脊柱"微创"靠谱吗》这本书给所有有志于投身脊柱微创外科工作的临床医师，也推荐此书给罹患脊柱疾病的病友和家属，以及医学爱好者，供日常学习及参考。

苏州大学附属第一医院骨科主任

苏州大学骨科研究所所长

前　言

　　我们在日常临床工作中，经常会遇到罹患脊柱疾病的患者询问：医生，我这个病能做微创手术吗？在得到肯定的答复后，患者又会充满疑虑地追问一句：这个微创手术靠谱吗？这看似简单的一个问题，却牵出了"脊柱微创"这个近年来日益时髦的新名词的前世今生。医生常会回答了一个问题，却招来更多的问题，真是千言万语涌上心头，不知从何说起。

劳苦功高、伤病繁多的脊柱

　　《科学》（*Science*）曾经刊登过一篇文章，它的题目大意是"癌症是一种运气不好导致的疾病"，也就是说，罹患癌症本身就是一个概率性的事件，但对于脊柱相关疾病来说，情况却有所不同。比如，腰椎间盘突出症、颈椎病等脊柱疾病并非有外伤、重体力劳动、久坐、妊娠、肥胖等高危因素者的专利，与此相反，几乎所有的人在这一生都会经历颈腰痛的困扰。这究竟是为什么呢？

　　与其他任何哺乳动物乃至猿这种最接近人类的灵长类动物不同，人是真正具备直立体形的动物。人类独有的直立体形为生存发展提供了优越的条件，但同时也带来了一定的困扰。据统计，一般成年人的腰椎每平方厘米要承受300多千克的压力；而在跑跳时，这种压力会增大4倍。那么我们靠什么来缓冲这巨大的冲击力呢？这就是我们常说的椎间盘。

　　椎间盘是人体内最为奇妙的结构之一，它可以保持脊柱的高度，维持身高，同时也是脊柱吸收震荡的主要结构，起着弹性缓冲垫的作用，可以使人体在由高处坠落或脊柱突然受力时，通过力的传导与自身变形来缓冲压力，从而起到保护脊髓及机体重要器官的作用。

椎间盘的作用同飞机起落架类似，但它可比人类最好的飞机起落架要复杂和先进多了。波音777的起落架的设计寿命大约为5万次起落，可我们的椎间盘几天之内承受的冲击数量也许就能达到这个数字。椎间盘长期承受着巨大的压力，因此，它是脊柱中最容易老化的结构，也最容易出现各种问题。所以，只要你还在直立行走，还在伏案工作，你的脊柱就不可避免地处在老化退变过程中，而椎间盘的退变和突出又是其中发病率最高的。这就是脊柱外科医生口中常说的"脊柱退变性疾病"。

脊柱退变性疾病患病率高且临床表现较为多样，但最常见的还是腰椎间盘突出症、颈椎病和腰椎椎管狭窄症这几类疾病。根据《1990—2016年中国及省级行政区疾病负担报告》显示：下腰痛、颈部疼痛是排在首位的导致伤残所致寿命年损伤的疾病。美国NIH的统计数据也表明：在全球范围内，脊柱退变疾病的发病率高达5.7%，仅次于流感。2018年3月，国际权威医学杂志《柳叶刀》曾连续发表三篇报道提醒人们重视腰背痛这一全世界人类共同面对的疾病。

被误导被耽误的患者和家属何其多

在面对脊柱疾病时，患者和家属常常十分惶恐和困惑。因为在中国传统文化里，手术、开刀都是了不得的事情，在脊柱上开刀更不啻"在太岁头上动土"。在和患者及家属沟通时，我们也常常会听到一些令人哭笑不得的言论："医生，颈椎和腰椎还可以动手术吗？离神经那么近，太可怕了！""做了手术是不是就瘫痪了？""我们可不可以找附近的名老中医把突出的椎间盘按回去？"听到这些问题的时候，我们往往会感到既焦急又无奈。我们知道，患者之间常常会交流各种就医经验和自己接收到的有关疾病的一些碎片化信息，但这些流传的经验大多是非正规医疗人员以讹传讹，非但不会给患者带来任何的帮助，反而会带来误导，从而耽误病情。因此，一本由专业医生撰写的科普书，对患者而言实在是太有必要了。

我们作为最早掌握并在临床治疗上使用脊柱内镜的团队之一，多年来在脊柱微创治疗脊柱疾病方面积累了大量的病例及临床经验。在纷繁复杂的临床工作中，我们遇到过患者反复提问，也见到过许多痛失最佳手术治疗机会的患者。所以，我们深刻意识到，推广医学科普工作对于造福广大患者具有十分重要的意义。

　　简明问答、真实图解，无助时最大的帮助

　　但是，笔者却始终没有找到一本能够比较全面介绍脊柱微创技术的科普类读物。于是，我们产生了一个想法，能否以患者提问和医生回答这种相对口语化的形式，解答临床常见的疑问？这既是对我们数十年来临床工作的一个总结，也是给广大脊柱疾病患者的一份宝贵礼物。经过两年多艰苦细致的劳动，我们终于完成了这一工作。

　　本书的作者都是国内最早开展脊柱微创技术的脊柱外科专家，在脊柱微创领域深耕多年，无论是脊柱外科传统的开放手术，还是引领脊柱外科新潮流的脊柱微创手术，都具有丰富的临床实践经验。在这本书里，我们试着用比较通俗易懂的语言，以直观真实的图片来聊聊脊柱微创到底是个什么技术，它为什么会出现并流行，如何来鉴别真的脊柱微创技术和虚假的所谓微创技术。希望在每位患者及家属最彷徨无助的时候，这本读物能够给予他们最大的帮助。

　　祝每一位患者都能顺利康复！

目　录

循序渐进讲解脊柱微创技术

当你一点点深入了解到真相后，那些啼笑皆非、夸张绝对的"说法"会自动被过滤

第一章 治疗技术新知

1. 得了脊柱疾病，究竟要不要手术

随着工作和生活方式的改变，汽车、手机、电脑的普及，人们的体力劳动越来越少，肌肉力量逐渐下降，工作姿势相对固定，这些因素往往会导致脊柱退变加重。有统计表明，我国腰椎病患者超过 2 亿人，需要接受脊柱手术者逐年增多。但是现实中，患者及家属往往对手术治疗天然抱有一种抵触的情绪。这时，就需要我们医生通过耐心细致的讲解，消除他们对手术治疗的误解，进而接受对他们而言最合适的手术治疗方案。

脊柱外科的门诊，其目的就是将病情达到手术标准的患者筛选出来。对于病情不那么严重的患者，我们往往建议药物或者保守治疗。但是，在门诊的时候，我们常常会发现，有的患者情况并不严重，仅仅通过卧床休息就可以完全恢复，但是他却牢骚满腹，感觉医生没有给予任何治疗就打发了他。而有的患者颈椎病重到走路都已经不稳了，还在问医生"真有那么严重吗？能不能保守治疗，吃点药、不开刀？"有些甚至还说，自己的远房亲戚就是医生，他说可以不用手术，做了手术可能就会瘫痪。遇到这种患者，我们真是啼笑皆非，也常常为那些丧失了改变自己命运——手术机会——而离开的患者感到惋惜。

那么，什么样的患者需要手术呢？举两个例子来说明一下。

当腰椎间盘突出也就是腰突症，压迫到了神经根，人就会出现沿臀部、大腿及小腿后外侧的放射样疼痛；下肢麻木，主要是由于椎间盘压迫神经而导致的感觉异常；还会出现肌力减弱、间歇性跛行，以及马尾神经受压导致的会阴部麻木、大小便功能障碍等。这些都是腰椎间盘突出比较严重的症状，需要立即手术治疗。

同样，当患者因为颈椎病导致颈部脊髓受压时，会出现上肢的放射性疼痛或者麻木。当压迫时间过长，脊髓出现变性时，患者往往感觉胸部像绑了一根带子（胸部束带感）；行走无力，像踩了棉花；手指不能做精细动作，比如扣扣子、写字等。一旦出现这种情况，说明颈椎病已经到了十分严重的地

步，这时候手术后的恢复效果，已经远不如刚刚发病时那么明显。如果继续延误治疗，那么等待患者的可能是瘫痪。

这是两种最常见的需要手术的情况，而且需要尽快手术，为什么呢？我们知道，神经细胞是人体再生能力最差的细胞，一旦神经细胞受损或者功能减退，就很难得到恢复。上述两种情况，都是神经细胞受到了压迫，通过手术就可以"解救"那些被压迫的神经细胞，让它们"透透气"，至于那些已经坏死的神经细胞，我们只能遗憾地和它们挥手道别了。很多脊髓损伤患者预后不佳，也是因为神经细胞已经大量凋亡，无法再生。

2. 脊柱手术，为什么医生既说是"高风险手术"，又说是"常规手术"

脊柱手术属于高风险手术：一方面是由于脊柱结构本身比较复杂，它拥有 26 个可活动的椎骨，23 个椎间盘和 124 个关节与关节囊，多组结构复杂的韧带及椎旁肌肉；另一方面是由于脊柱相邻器官多，一旦损伤后果严重。

脊柱中间是重要的中枢神经——脊髓，损伤后可能出现四肢功能障碍及大小便失禁；脊柱的椎间孔还走行着相应的神经根，损伤后可能出现相应肢体麻木及运动障碍；大脑重要血供来源——椎动脉，也经过颈椎的横突孔在寰椎侧块后方向内侧弯曲，经枕骨大孔进入颅腔，再加上有些时候存在解剖变异，这都给颈椎手术带来极大的风险；胸椎手术存在损伤大血管、肺脏及神经的风险；腰椎手术也可能损伤大血管、部分腹腔脏器等。因此，没有经过丰富手术经验积累和扎实脊柱外科专业训练的医生，是无法承担起这一任务的。在欧美国家，脊柱外科手术和心脏外科、神经外科手术并列为风险最高且收费最高的手术，动辄需要十几万乃至几十万美元。

与此同时，之所以被称为"常规"，是由于脊柱疾病的患者数以亿计，达到手术标准的每年也有数以百万计，脊柱手术变得很常见，手术量很大，于是成了"常规的高风险"手术。

3. 脊柱微创手术是不是刚兴起，还不太靠谱

大家有所不知，我国脊柱微创外科已经蓬勃发展了 20 多年，微创手术作

为脊柱外科发展最为迅猛的领域之一，已经得到了越来越多患者的认可，手术适应证也不断扩大，新技术不断推出，许多常见的脊柱疾病都能够通过微创手术得到解决。微创，不仅仅作为一种技术，更是作为一种理念，已经深入人心。

那么，究竟什么是脊柱微创技术？哪些技术可以归类为脊柱微创的技术范畴？又有哪些医疗机构、具有什么资质的医生可以进行这一类的手术操作？这一系列的问题，都是大家最为关心的内容。

脊柱微创，顾名思义，就是通过尽可能小的损伤来安全、有效地治疗脊柱疾病。在脊柱外科领域，微创手术早已成为治疗脊柱疾病的主要技术之一，它可以通过非传统手术路径，借助特殊手术器械、仪器或其他手段进行手术，几乎囊括了脊柱外科所有疾病的治疗。它能在达到传统开放手术效果的前提下，采用更小的切口、更少的组织创伤以及更小的结构损失来进行治疗。从早期的经皮穿刺介入技术（如激光、射频消融等）治疗椎间盘突出造成的神经受压，发展到现在的脊柱微创外科技术（如通道下、显微镜下的微创脊柱手术，经皮脊柱螺钉植入，经皮椎体成形术，脊柱内镜辅助下的微创脊柱手术等），随着微创手术从单纯的小切口微创向精准化、数字化、智能化发展，近年来出现了计算机导航辅助和机器人辅助下的脊柱微创外科技术，这些技术把现代医学高新科技融合在一起，开创了脊柱微创外科发展的新纪元。

全球权威的临床医学杂志《新英格兰医学》于 2016 年发表了一篇关于腰椎间盘突出症临床经验总结，提到：传统开放手术入路进行椎间盘切除已逐渐被微创显微内镜手术所取代；包括脊柱外科权威杂志《SPINE》在内的多项临床研究分析表明：微创手术相较于开放手术，具有术中出血量少、周围组织损伤小、住院时间短、感染风险低等优势；《中华外科杂志》2022 年 5 月发表的《腰椎间盘突出症诊治与康复管理指南》中推荐使用微创手术治疗单纯腰椎间盘突出症，推荐强度 2 级，证据等级很高。

当然，术者经验的积累与术中术后并发症发生率的减少密切相关。因此，寻找配套有完善脊柱微创手术硬件设施的正规医院以及有丰富手术操作经验的脊柱外科医师来完成这项手术，才能让脊柱微创手术变得更加"靠谱"。

警惕正在大肆渗透的"微创"广告

一些不法商家和非正规医疗机构利用人们对手术治疗的焦虑和恐惧心理，以及对脊柱微创技术认识的缺失，大肆宣传他们所谓的"微创"手段。各种有关脊柱微创的宣传广告充斥于大街小巷和广播电视中，甚至还有往自媒体网络平台渗透的趋势。而随着脊柱微创技术在全国的大面积推广，许多县级医院、乡镇卫生所，甚至一些非手术科室也纷纷开展此类技术。而许多听信了所谓"专家"建议来到非正规医疗机构、非专业科室进行了所谓"微创"治疗的患者，往往症状未能得到有效缓解，反而加重甚至出现诸多并发症。

4. 手术切口小就是微创手术吗

微创手术的本意是通过尽可能小的损伤来安全有效地达到治疗目的，传统开放手术是它的基础，因此，它不能完全替代传统的脊柱外科手术。脊柱外科医生进行脊柱手术时必须要有微创意识，但是开展脊柱微创技术需要有良好的开放手术经验积累以及完善的设备、人员等各项条件，不能一味追求微创而不顾手术的适应证盲目进行微创手术。盲目追求切口小并不等同于微创，有时往往由于显露不清楚，操作困难而延长手术时间，甚至导致更大的组织损伤，这些都是与微创理念背道而驰的。因此，无论是医生还是患者，都不应把手术切口小作为微创手术的评判标准。

5. 怎么选择合适的治疗方法呢

首先要了解的是，并非所有脊柱疾病患者都适合进行手术，这就需要了解脊柱疾病阶梯化治疗。所谓阶梯化治疗，是根据不同的病理生理状态、临床表现以及患者的全身状况，在疾病发展的不同阶段采取不同的个体化治疗措施，选择最适合的治疗方法，从而达到缓解症状、早期康复以及尽量保留脊柱功能的目的，避免进行千篇一律的治疗。据统计，80%的脊柱疾病患者可以通过正规的保守治疗方法使症状得到缓解，这些方法包括卧床休息、牵引、理疗、封闭治疗和口服镇痛药物等。

对于经过长时间（3～6个月）保守治疗无效的患者，介入治疗可以解决部分问题，其中包括臭氧注射、射频消融、激光等。一般对于症状较轻、影像学检查提示处于病变早期的患者，可以采用经皮介入治疗，以达到缓解脊髓、神经压迫和刺激的治疗目的。介入治疗损伤较小，但不能有效去除致压物，复发概率较高，已逐渐为微创手术所取代。

如果经过3～6个月正规的保守治疗症状仍未缓解，相反出现了神经支配区域的肌肉萎缩、无力、感觉减退，甚至有脊髓或马尾神经受压的临床表现，如四肢乏力、行走不稳、胸腹部束带感、二便异常等，或CT、MR等影像学检查提示神经受压明显甚至有脊髓变性，就必须及时进行阶梯治疗的最后一步，也就是手术治疗。如果微创手术无法解决，就需要进行传统的开放手术进行治疗。

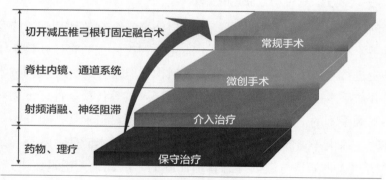

脊柱疾病的阶梯化治疗

6. 介入治疗算微创手术吗，效果好吗

介入治疗是指在不切开暴露病灶的情况下，在皮肤上做直径几毫米的微小通道，或通过人体原有的自然腔道，在影像设备的引导下，对病灶局部进行诊断或治疗的方法，具有微创、可重复、定位准确、安全有效的特点。

经皮后外侧穿刺将木瓜蛋白酶注入椎间盘内的髓核化学溶解术、非可视下进行经皮后外侧入路髓核摘除术、经皮外侧入路髓核摘除术、动力刨刀附加装置经皮自动摘除髓核、激光治疗腰椎间盘突出症等，以上一系列技术都属于早期的脊柱经皮穿刺介入技术，属于广义的脊柱微创的技术范畴，并不是真正意义上的现代脊柱微创手术。

虽然脊柱介入治疗并非手术治疗，但它仍然是脊柱退变性疾病早期保守治疗中不可或缺的一部分。例如，治疗性的神经阻滞可消除疼痛症状（如可缓解腰椎间盘突出症压迫神经根导致的炎症性疼痛，但无法消除突出的椎间盘），治疗有效可避免手术治疗。而诊断性的神经阻滞、小关节阻滞可帮助发现疼痛的来源，帮助了解进一步治疗的预后。

近年来，脊柱介入诊疗技术得到了突飞猛进的发展，在临床的应用日趋广泛。介入技术包括介入性诊断和介入性治疗。介入性诊断包括经皮椎体穿刺活检术、CT 引导下椎间盘造影术；治疗方面包括 CT 引导下背根神经节周围注射治疗技术和小关节注射治疗技术、经皮椎体成形术、经皮椎体后凸成形术、经皮椎间盘减压术、脊柱肿瘤动脉灌注化疗和栓塞术等。而经皮椎间盘减压术是目前脊柱介入治疗最活跃的研究领域之一，新的技术和手段层出不穷。

7. 听说髓核化学溶解术并发症多，是真的吗

经皮穿刺髓核化学溶解术是治疗椎间盘突出症的一种微创技术。主要是通过向退变突出的椎间盘中注入能选择性降解椎间盘髓核组织的溶解酶，使髓核组织中的某些具有涵养水分能力的特定成分降解，继发性降低椎间盘内部的压力，使突出的椎间盘缩小或消失，减轻或解除对神经根的压迫，达到消除或缓解症状的目的。

作为一种较早应用的介入技术，髓核化学溶解术存在一些并发症，主要包括以下几种。

（1）过敏反应：过敏反应是髓核化学溶解术最危险的并发症之一，最严重时可导致死亡。随着术前皮试和抗过敏药物的应用，发病率已经明显下降。

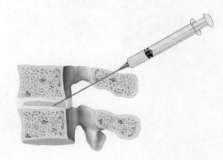

经皮穿刺髓核化学溶解术

（2）蛛网膜下腔出血：无论是木瓜蛋白酶还是胶原酶，若不慎注入蛛网膜下腔，都容易引起蛛网膜下腔出血。

（3）神经系统损害：穿刺过程中的机械性损伤，易引起神经根粘连；误入鞘内，注射溶解酶后会引起横断性脊髓炎，最后会发展为不全性瘫痪；巨大突出的椎间盘注射后可能引起马尾综合征。

（4）感染和术后复发。

因髓核化学溶解术有较多并发症，部分并发症后果较为严重，且疗效不确切，所以在部分国家已被禁止使用。但随着新型安全有效的髓核溶解药物的进展，该技术仍有一定适应证。

8. 哪些腰痛采用射频消融技术治疗效果好

射频消融技术首先于 2000 年 7 月在美国用于临床治疗腰椎间盘突出，是一种治疗腰椎间盘突出的微创技术。射频技术是通过加热的作用使纤维环内的增生性神经终末损毁，以达到治疗腰痛的目的。同时加热还能够收缩胶原纤维，起到减压的作用。

等离子消融髓核成形术是以低温等离子消融技术，利用射频产生的能量，将射频头周围的电解液转换成等离子体蒸汽层，其中的带电粒子被电场加速后，击碎细胞的分子键，使组织以分子为单位解体。这种效应使胶原纤维气化、收缩和固化，部分消融髓核，去除突出的椎间盘，缓解对神经根的压力，减轻腰腿痛。

该术式的优势在于：融切温度较低，穿透深度仅 1mm，无周围组织损伤；刀头设计精巧，能够到达传统器械难以到达的部位；同时具备融切、成形、紧缩、止血等多种功能；手术全过程为气化消融，无固体颗粒残留；损伤很小，操作简单，耗时少，疗效佳，恢复快，并发症少。

射频技术的主要适应证是经过保

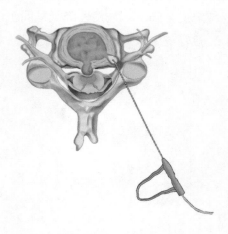

脊柱疾病的射频消融技术

守治疗无效的椎间盘源性腰痛，另外，轻中度的椎间盘突出症也能从中受益。等离子消融髓核成形术的适应证，是椎间盘源性腰痛及包含性的椎间盘突出症（非脱出型和游离型）。

特别提醒

不能采用等离子消融髓核成形术的情况

合并有游离椎间盘碎片、椎间盘或后纵韧带钙化、椎管狭窄、腰椎滑脱等情况的椎间盘突出症患者，不能采用等离子消融髓核成形术。另外，对于年龄大于 60 岁、有过腰椎手术史、极外侧椎间盘突出症等患者也属于相对禁忌证，往往也不能取得较好的疗效。

9. 听说神经阻滞的药物里含激素，会导致骨质疏松吗

脊神经根阻滞技术是在 C 臂机等影像学设备的引导下，对可能引起神经根性疼痛的神经进行穿刺并阻滞的微创技术。主要是通过在患者神经根病变部位注射激素和局麻类药物，从而达到缓解患者神经症状的目的。

脊神经根阻滞包括诊断性神经根阻滞和治疗性神经根阻滞。

诊断性选择性神经根阻滞的适应证包括：①不典型腰腿痛；②影像学表现和临床表现不符；③症状体征定位与肌电图和 MR 结果不符合，神经根变异；④神经分布异常，交叉支配区域疼痛麻木（感觉、肌力和反射定位不能协助明确定位责任节段时）；⑤腰椎术后不典型腰腿痛；⑥移行椎患者。

有神经根痛，且近期影像学结果排除椎间盘脱出或肿瘤所致的根性疼痛的患者，适合行治疗性选择性神经根阻滞，包括：①影像学检查不明确或仅有轻微异常者；②影像学检查有多节段椎间盘病变，但还不需手术治疗者；③手术后重新出现难以解释的复杂疼痛者；④疼痛难以忍受，要求短时间内缓解疼痛者。

受一些传统认知的影响，患者常常谈激素色变。其实激素的副作用主要发生在长期、全身、大剂量使用后，如 SARS 时大剂量使用激素治疗的患者在近 10 年后陆续出现股骨头坏死、类风湿关节炎患者长期使用激素会引起骨质疏松等。激素具有十分良好的抗炎作用，可以消除神经炎症，常与麻醉药

物联合注射以增强消炎镇痛的疗效，短期、局部、小剂量使用激素几乎没有副作用。在规范、合理的使用下，患者不必过度担心。

这些人慎用神经阻滞治疗

需要注意的是，激素具有免疫抑制和升高血糖的作用。因此糖尿病患者、感染或免疫力低下的患者，需要向医生说明病情，由医生决定是否可以行神经阻滞治疗。

第二章　常用微创技术一览

10. 什么是椎间盘镜手术（MED）

椎间盘镜手术（MED）英文全称是 Microendoscopic Discectomy，中文全称为显微内镜下椎间盘切除术，是由 Foley 和 Smith 于 1997 年首先开展起来的微创脊柱外科新技术。椎间盘镜手术吸取了传统后路椎板间隙开窗技术与内窥镜下微创技术的优点，通过一系列扩张通道来完成手术入路的建立，并通过 14 ~ 20mm 微创工作通道，来完成过去只有通过开放手术才能完成的椎板开窗、小关节切除、神经根管减压及椎间盘切除等手术。与传统腰椎间盘切除术相比，该技术具有手术切口小、椎旁肌肉损伤轻、出血少和术后恢复快等优点。

由于先进摄录像系统将操作视野放大数十倍，从而术中能比直视下更

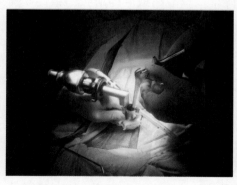

椎间盘镜手术（MED）

加准确地辨认和保护好术野区的硬膜囊、神经根和椎管内血管丛；同时，清晰的术野又保证术者能够更加精确地完成各种手术操作，有效避免传统手术视野小、操作粗暴和骨关节结构破坏较大的缺点，最大限度地保留了脊柱后纵韧带复合结构的完整性，从而有效降低术后瘢痕粘连和腰椎不稳等并发症的发生率。

11. 椎间盘镜技术和椎间孔镜技术有什么区别

首先，这两种技术都是脊柱微创的标志性技术，都是通过内镜的辅助将深部微小病变清晰地显示于显示器上，从而进行精准的手术操作，都能达到良好的治疗效果。但两者又有所区别，具体表现在以下几点。

（1）切口大小不同

虽然都是微创小切口，但椎间盘镜技术的切口约为 2cm，而椎间孔镜的切口一般只有 7mm。

（2）麻醉方式不一样

椎间盘镜技术多采用全麻（部分采用硬膜外麻醉），手术过程患者完全无痛苦，感觉"睡了一觉"手术就做完了。而部分椎间孔镜技术则可以采用局麻的方式，在手术的过程中患者全程有感觉，有时会感觉有些不舒服，偶尔还会感觉比较痛（尤其是在放置通道前环锯切除关节突的时候）。因此，就手术过程的体验来讲，椎间盘镜手术患者体验似乎更好一些。当然椎间孔镜技术也可以在全麻下完成，但对术者的技术要求更高一些。

（3）手术入路不一样

椎间盘镜手术是从后路进行手术，与传统的开放手术相似，因此医生可能更容易掌握；而椎间孔镜手术则还可以从侧后方进行手术，与传统的入路完全不同，因此技术难度更高一些。随着技术的进展，目前也发展出了从后路进行手术的"经椎板间入路"的脊柱内镜技术。

椎间盘突出的患者究竟是做椎间盘镜手术还是做椎间孔镜手术，应该根据具体情况而定。例如极外侧型的腰椎间盘突出更适合做椎间孔镜手术，而腋下型的椎间盘突出则椎间盘镜技术更加适合。

在治疗效果方面，椎间盘镜技术与椎间孔镜技术均可以达到较为理想的治疗效果，两者相比差别不大。术后恢复时间方面，椎间孔镜术后理论上几个小时就可以下地活动，但临床一般要求患者第二天再戴好腰围下地活动。椎间盘镜手术由于是全麻，所以术后需要卧床观察 6 ~ 8 个小时，第二天就可以下地活动。

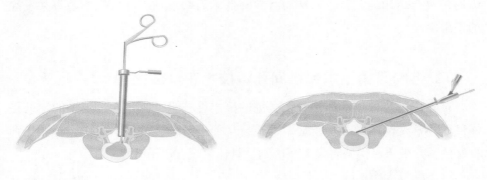

椎间盘镜经后路进行手术　　　　　　　　椎间孔镜经侧路进行手术

12. 哪些腰椎疾病适合椎间盘镜手术

无论是传统的开放手术，还是微创的腰椎间盘镜手术，正确的手术适应证选择是手术成功的关键。

从理论上来讲，传统开放腰椎间盘突出症的手术适应证同样适合椎间盘镜手术，如侧隐窝狭窄、椎间盘及后纵韧带钙化、椎间盘突出及游离、黄韧带肥厚以及椎间融合（PLIF）、椎弓根螺钉内固定术等。由于椎间盘镜操作技术的特殊性，要求手术医生不但具有丰富的开放手术经验，而且要求具有丰富的三维空间想象能力和精细操作的潜质。根据临床经验，我们认为椎间盘镜手术适应证的选择要比传统开放手术更加谨慎和严格。

而相对传统手术而言，椎间盘镜下腰椎后路减压和内固定手术无绝对的手术禁忌证，但是要求操作者同时具备丰富的开放手术经验和显微操作的技术，能够将传统的直视手术变为手－眼分离的脊柱内镜手术。

其相对手术禁忌证包括：①老年患者的广泛多节段的重度腰椎管狭窄症；②术前责任节段定位不明确的患者；③局部解剖结构紊乱，如有峡部裂或者翻修手术瘢痕粘连严重等情况；④有严重基础疾病不能耐受手术的老年患者。

13. 椎间盘镜手术的局限性和优势都有哪些

椎间盘镜的局限性在于：镜下为二维视野，缺乏手术操作的立体视觉；镜下操作手术学习曲线较长；适应证比较局限；对于中重度退变的患者操作极为复杂、神经损伤概率高。在实际的操作过程中，调节内窥镜的连接、对焦、调整平衡及镜下识别解剖层次需花费较多的时间，并且缺乏手术操作过程的立体感及整体感。

其优势在于可以直接切除压迫神经的髓核、钙化的后纵韧带、增生骨等，能充分减压；损伤小，经扩张通道垂直分离肌肉至椎板表面，剥离骨膜少，减少牵拉肌肉造成的术后腰痛；术野灯照明效果好，不受遮挡；术后痛苦少，41.7% 的患者术后无疼痛或仅有腰部酸胀不适感；可不限制早期活动，可早期下床，术后护理方便，住院时间短，恢复正常生活和工作早，较传统开放手术容易被接受；皮肤切口小，放大图像清晰、术中助手可参与操作学习。

14. 利用管状微创通道系统进行微创手术有哪些优势

微创器械的发展提供了手术操作便利，降低了手术操作难度，平缓了学习曲线。近年来开发了诸多后路微创通道系统，如 METRxTM、X-tube 工作套管、MAST Quadrant 通道以及 Pipeline 等可扩张微创通道。而新型管状微创通道系统如 Spotlight 系统为多选择性固定通道，采取椎旁肌肉间隙入路，可减少肌肉等软组织的剥离、牵拉、挤压及去神经化，同时还减少对小关节、棘间及棘上韧带的损伤，最大限度地维持了脊柱后柱的稳定性。由于其为管状通道，可以逐级进行扩张，可有效减少对软组织的挤压，阻止其进入术野，并且管状微创通道系统具有先进的内置光纤，可提供工作区域内 360° 无阴影照明光源，保证了清晰的手术视野。管状微创通道系统下的 MIS-TLIF（微创经椎间孔入路腰椎椎间融合）手术具有创伤小、恢复快的优点，治疗腰椎退变性疾病的疗效已被诸多学者肯定。

管状微创通道系统的手术适应证包括：不合并神经症状或仅有单侧神经症状的Ⅰ度、Ⅱ度峡部裂性或退行性腰椎滑脱症；不合并椎管内病理改变的腰椎退变性疾病，如轻度腰椎退行性侧凸伴有腰椎矢状位不稳、腰椎管狭窄症伴有间歇性跛行等；腰椎不稳症伴有盘源性腰痛。

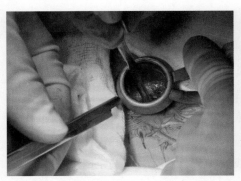
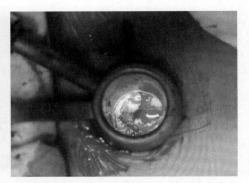

管状微创通道系统下进行手术操作 管状微创通道系统可提供 360°无阴影照明光源

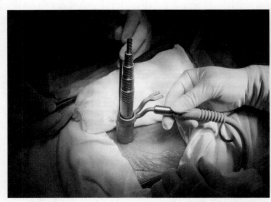
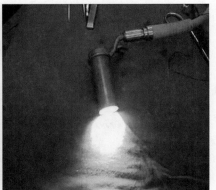

管状微创通道系统的照明系统和逐级扩张套管

其相对禁忌证则为多节段（通常＞3个节段）的椎间盘退行性疾病、严重的腰椎管狭窄及退变性腰椎侧凸、Ⅲ度及以上腰椎滑脱，以及腰椎疾病合并创伤、感染、病理性改变。

但是，与椎间盘镜（MED）相比，管状微创通道系统的不同之处在于：手术视野为直视，没有影像放大功能；受管道限制，术野非常狭小，操作难度相对更大；同时还存在单人操作、助手无法参与，受患者体形影响、通道方向不固定及专用器械不完备的缺点，需要手术医师在临床应用中随着病例数的积累而逐渐解决。

15. 什么是可扩张通道系统，它的适应证是什么

后路脊柱微创通道系统很多，其中有 METRxTM、X-tube 工作套管、MAST Quadrant 通道以及 Pipeline 等可扩张微创通道。可扩张通道系统是在 X-tube 技术基础上发展，通过逐级扩张套管撑开建立工作通道，旨在提供一个足以满足整个手术操作过程的微创路径。此通道技术可肉眼下直视，无需手眼分离训练要求，降低了广泛开展的门槛。独特的"烧瓶样"可扩张设计，利用扩张叶片的外向旋转，呈现手术通道的外小内大，从而使得术者可以在有限的皮肤切口内完成比较复杂的手术操作过程，使原本均需切开显露的组织避免了更大的创伤，显示出此项技术的优势。

该手术的适应证包括腰椎间盘突出症（尤其是复发性腰椎间盘突出症）、单节段腰椎管狭窄症、轻度腰椎滑脱症、腰椎邻近节段病变翻修。

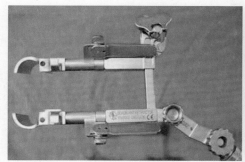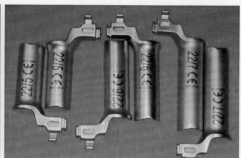

可扩张通道系统

16. 为什么说 MIS-TLIF 手术是腰椎退行性疾病的经典微创术式

2003 年 Foley 首先报道了微创经椎间孔入路腰椎椎间融合（MIS-TLIF）技术，此技术使用通道完成减压以及植骨融合固定，有效减少了神经根和硬膜囊牵拉，大大降低了由此带来的马尾神经及神经根损伤等并发症的发生；而且 MIS-TLIF 手术通道套管于肌间隙逐级扩张，对周围组织损伤小，极大地保留了椎旁肌的结构和功能，保护了椎旁肌肉的支配神经和血液循环，减少了术后腰背部疼痛的发生。同时，MIS-TLIF 保留了腰椎后方棘突韧带复合体（PLC）结构的完整性，较传统的开放 TLIF（经椎间孔入路腰椎椎间融合）手

术更好地保留了椎旁肌肉结构、术中出血更少、术后康复更快。MIS-TLIF 已经成为治疗腰椎间盘突出症、腰椎管狭窄症、腰椎滑脱症等腰椎退行性疾病的经典微创术式。

而可扩张通道系统辅助下进行 MIS-TLIF 手术，是指在直视下直接对病变节段进行 TLIF 治疗，能大幅度减轻手术创伤。可扩张通道系统作为微创扩张通道，可充分扩张，纵向和横向撑开，从而明显扩大手术视野。此外，可扩张通道系统内置冷光源，清晰度较好，可提升手术操作的准确性。通过可扩张通道系统的底部扩张，以较宽的入路视野到达手术区域，完成 TLIF 操作，可有效减少术野不佳引发的并发症。可扩张通道系统逐层扩张对肌肉组织的排列顺序无影响，可避免开放性 TLIF 术中广泛剥离肌肉，减轻肌肉损伤，降低术后疼痛程度。此外，可扩张通道系统下肌间隙入路进行 MIS-TLIF 手术可减轻对腰背肌的损伤，降低并发症发生率，促进术后愈合，符合微创治疗理念。

17. 医生查房经常说的各种"LIF"术式究竟是什么意思

各种"LIF"，包括 ALIF、PLIF、TLIF、XLIF、OLIF 等。

ALIF 是指腰椎前路椎间融合术。从前路开腹进入腹膜后，经腹腔镜或使用特制的自动牵开器的小切口入路，行前路腰椎椎间盘切除术 + 滑脱椎体间融合术。

PLIF 是指腰椎后路椎间融合术。先通过椎弓根螺钉起到复位、固定作用，再经后路行椎板切除，将硬膜囊和神经根牵开，切除病变的椎间盘组织，清理终板软骨，撑开椎间隙，植入融合器行椎体间融合。

TLIF 是指经椎间孔椎间融合术。切除关节突关节后，融合器经后外侧椎间孔置入病变间隙，再辅以椎弓根螺钉，恢复椎间盘高度和腰椎生理性前凸，与 PLIF 手术相比，不需要牵拉硬膜囊和神经根，故神经根和硬膜损伤率相对较低。

XLIF 是指极外侧椎间融合术。是腹膜后前方椎间融合入路的改良，切口在棘突旁肌肉外侧缘，穿过腰大肌进入椎间盘，植入融合器行椎体间融合。

OLIF 是指斜外侧入路椎体间融合术。是一种治疗腰椎疾病的微创入路新技术。这个手术是通过腰大肌与腹主动脉之间的解剖间隙进入，在不切断腰大肌的情况下，切除椎间盘，并置入融合器来完成椎体间的融合。

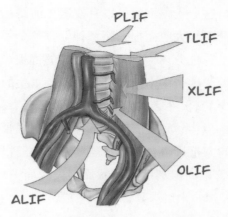

各种入路的腰椎椎间融合手术（LIF）

18. 治疗腰腿痛的新式微创技术——OLIF

家住市区的赵女士，今年 53 岁，反复出现腰腿痛已经 10 来年了。通过理疗、针灸、药物等各种保守治疗，能够维持日常生活状态。但最近半年，腰部疼痛加重，像往常一样，通过各种保守治疗，腰痛症状还是不能缓解，影响睡眠和生活。到医院拍了 X 线片、作了 MRI 检查，发现腰椎第 4 节椎体向前 I 度滑脱，腰 4/5 椎间盘信号改变、椎间盘突出、椎管相对狭窄。医生建议手术治疗，但赵女士害怕手术，所以就决定继续口服消炎止痛药物和营养神经药物，继续休息，继续保守治疗。赵女士回家就不干家务活了，尽可能卧床休息，但腰痛症状不但没有缓解，反而逐步加重。站也不是，坐也不是，每次坐十几分钟之后就会出现腰部疼痛不适，而且屁股和大腿也开始疼痛了，严重影响生活。由于赵女士腰椎有滑脱，很多医生都建议她做开放手术，但赵女士一听说要"开大刀"就害怕了。后来赵女士四处打听，她听人说近几年有一种微创新技术，只要在肚子旁边切一个小口子就可以做腰椎融合手术了。

这个新技术是"经腹部微创腰椎融合术"，又叫斜外侧入路椎体间融合术（OLIF），是一种治疗腰椎疾病的微创入路新技术。如前所述，这个手术是通过腰大肌与腹主动脉之间的解剖间隙，在不切断腰大肌的情况下，切除椎间盘,并置入融合器。这个入路不但可以有效避免前路手术造成血管损伤的风险,还可以避免因分离腰大肌而损伤腰丛神经。整个手术过程不损伤椎体前方的血管肌肉,都是钝性分离,也不破坏后方的椎板、关节突关节、竖脊肌等后方负荷结构。因为这个手术入路过程中没有重要的神经血管阻碍手术通道的建立,所以减少了术后神经损害可能;经腹膜外,避免了腹腔脏器损伤、腹膜粘连等并发症的发生;间接减压,不直接显露椎管,避免了对椎管内脊髓神经的骚扰;从侧方植入融合器,不需要牵拉神经根,可以使用较大的椎间融合器,有效改善椎间隙高度及冠状面、矢状面平衡;整个手术时间短,出血少,住院时间较短,术后恢复快。

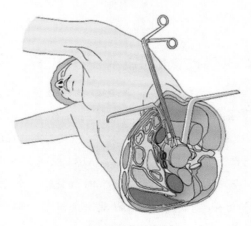

OLIF 手术示意图

根据中华医学会骨科学分会脊柱外科学组《腰椎斜外侧椎间融合术的临床应用指南》推荐,OLIF 技术的适应证为影像学显示为轻中度的腰椎管狭窄症、腰椎退行性侧凸、结合后路内固定矫正腰椎前凸、节段不稳和 Ⅰ 度腰椎滑脱、Ⅱ 度腰椎滑脱、腰椎融合术后邻椎病以及盘源性腰痛。但不推荐用于髓核脱出、脂肪沉积或其他占位性因素等造成的椎管狭窄、先天性椎管狭窄、黄韧带钙化等造成的骨性椎管狭窄,以及后方关节突关节已骨性融合等造成的椎管狭窄。

　　赵女士的腰椎磁共振显示 L4/5 节段病变，为单一节段，而且赵女士身材适中，适合做该微创手术。

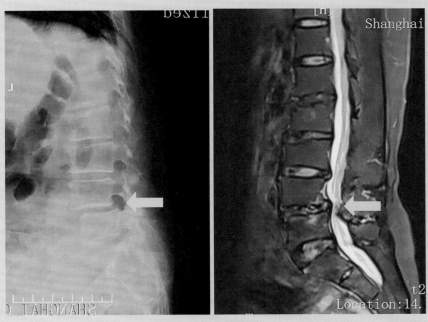

L4 椎体向前滑脱

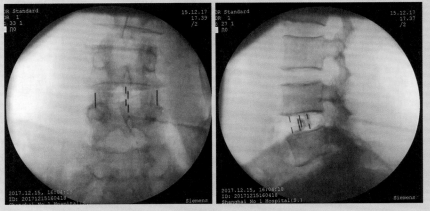

术后 L4 滑脱得到恢复

19. OLIF 手术与常规腰椎手术的不同之处都有哪些

OLIF 手术与常规腰椎手术相比，有以下几点不同：

（1）体位摆放

常规腰椎手术患者一般是俯卧位，而 OLIF 手术患者取标准的右侧卧位，腋下置垫，从而保护腋下血管及神经丛，双臂之间、双膝之间以及腿下放置衬垫。为防止患者滑动，可使下肢稍弯曲，但不宜过度屈曲而过度放松腰肌。胶带固定肩下胸部，骶尾部骨盆架固定于髂嵴下方。手术中还需要通过 C 臂机 X 线透视来定位，应为标准的正侧位片影像，以保证透视影像及手术操作的准确性。

（2）切口位置

常规腰椎手术患者一般是取腰椎后路正中切口，而 OLIF 手术需要通过腰大肌与腹主动脉之间的解剖间隙进入椎间隙平面，由于下腔静脉和腹主动脉位置多偏向身体右侧，会影响显露。因此，手术中常规采用腹部左侧切口，从没有大血管的一侧进入。可以选择腹部横向切口或旁正中切口，切口长度 4~5cm。因此，OLIF 手术也被称为"在肚子上开刀的手术"。

（3）神经根监测

为了预防手术中损伤，随着科技的发展，现在术中常常会使用一个监测神经的机器，叫作神经电生理监测。术中神经监测可以预警，减少神经损伤风险。脊柱外科手术是高风险手术，常规腰椎手术需要进行脊髓神经监测。而经腹部微创腰椎融合术容易损伤腰骶神经根，应常规进行神经根监测。

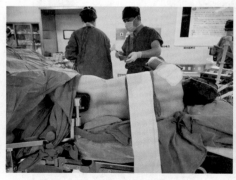

OLIF 手术体位摆放

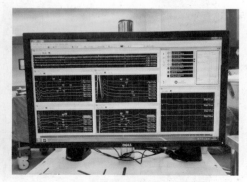

术中神经电生理监测

（4）植骨量

OLIF 手术的融合器比传统融合器大，优势在于植骨面积更大，更有助于融合，同时增加了椎间隙和椎间孔高度。但也因此需要较大的植骨量，目前可以选择取自体骨、同种异体骨或者人工骨。

延伸阅读

三种植骨材料的优缺点

自体骨具有骨传导作用、骨诱导活性，骨髓细胞具备成骨作用，是当前临床中的植骨金标准。但同时存在取骨处出现疼痛、骨缺损、感染甚至术后顽固性疼痛等缺点。同种异体骨的来源十分广泛，可以根据缺损范围的形状以及大小确定，异体骨、人体自体骨的骨修复、愈合过程基本一致，异体骨愈合速度相对比自体骨的慢，而且费用相对较高。考虑到本来经腹部微创腰椎融合术是微创手术，如果再取髂骨，又增加了手术时间和创伤，因此目前常规使用同种异体骨。

20. OLIF 与 TLIF 相比，有哪些优势和不足

OLIF 手术不破坏后方肌肉、韧带等结构，降低了术后腰痛等并发症的发生风险，与经椎间孔入路腰椎椎间融合术（TLIF）相比，能够直接大量切除病变椎间盘组织，从而使用接触面积更大的融合器，可大幅增加融合器的支撑强度，并增加融合的成功率。因此，OLIF 技术被推荐用于需要重建椎间稳定性、恢复椎间隙高度、实现间接减压和恢复腰椎正常序列的各类腰椎疾病。

相较于 TLIF、PLIF 等经典的手术方式，OLIF 手术的主要优势是在更小损伤的前提下，更加有效地恢复椎间隙高度、椎间孔高度、腰椎前凸、融合节段前凸等，因此，在治疗退行性脊柱侧弯等疾病方面也具有独特的优势。

同时，对于脊柱滑脱等脊柱失稳性疾病，OLIF 联合后路固定能够在有效减压、恢复脊柱稳定性的同时，避免后方肌肉、韧带等结构的损伤。相关的

研究对比了 OLIF 以及 TLIF 手术治疗退行性腰椎滑脱的临床疗效，结果表明，两者在改善术后疼痛等方面没有明显差异，且 OLIF 手术具有住院时间更短、出血量更少、术后腰痛较轻等优势。

但是，虽然 OLIF 手术具有以上优点，但仍可能出现一些手术并发症。根据解剖和手术步骤，将并发症分为两部分，包括术中并发症和术后并发症。前者包括腹部血管损伤、终板损伤、cage 内嵌和椎体骨折。术后并发症有融合器的沉降或移位、一过性腰大肌无力、左大腿前部疼痛麻木、交感链损伤、一过性股四头肌无力、左下腹痛、不完全性肠梗阻、对侧神经根损伤，等等。同时 OLIF 手术不能对椎管内病变进行直接探查和处理。

21. 为什么说手术中的显微镜犹如暗夜明灯

显微镜辅助直视下脊柱外科手术，是传统脊柱外科技术与显微外科技术的完美结合，具有切口小、创伤小、出血少和术后恢复快等优点，还可以将手术视野充分照明，且放大数倍，呈现出清晰的图像，更保证了脊柱外科手术所要求的精确性及安全性。脊柱显微镜辅助技术，作为脊柱外科的一个重要技术，近年来逐渐取得了长足的进步和发展。

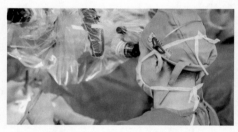

利用手术显微镜辅助进行手术

显微技术是一种基本的技能，使用显微技术首先要选择合适的适应证。掌握好临床适应证，选择适合的显微技术或者内镜技术，才能取得好的临床疗效。目前，显微技术主要的适应证有腰椎间盘突出症、腰椎管狭窄症、颈椎病、后纵韧带骨化症（OPLL）、胸椎间盘突出症、椎管内肿瘤等。

现在很多的微创手术，比如说通道的辅助下，有时候也会用显微镜或者是头戴式放大镜，这样的显微操作，相比常规手术方式还是很有优势的，在比较狭小的空间内，显微镜具有很好的放大效果，尤其是对局部的血管、神经结构放大得比较好，成像十分清晰。随着其适应证的不断拓展，目前，多节段的腰椎疾病，甚至腰椎侧弯也会使用显微镜进行辅助操作，同样也取得了良好的效果。

在传统的脊柱外科手术中，医生通过肉眼直视下进行手术，手术切口需要相对较大，才可以清晰显露病灶，安全手术，规避手术风险。然而，人的眼睛视力是有限的，比如说要看清远处的风景和人物需要借助望远镜。同样的，如果借助一些放大的工具比如手术放大镜和显微镜，则手术医生对于解剖结构将看得更加清楚，手术也可以更加安全而精细。打个比方，脊柱外科手术用不用显微镜的区别，就像我们走回家的路，黑着灯也能走，但是与在灯光下走是完全不一样的。显微镜下的手术是白天走路，没有显微镜的手术就相当于走夜路，虽然也能走，但是走得不如有灯光照明那么顺利，如果路上有什么风险也不容易发现。

显微镜用于脊柱外科临床实践，既促进了脊柱手术的精细化，也深化了脊柱手术的应用解剖研究，这进一步助推了脊柱外科的发展。

第三章　脊柱内镜手术技术详解

22. 椎间孔镜和脊柱内镜是一种手术吗

严格来说椎间孔镜是脊柱内镜技术的一种，因为早期从国外引入的脊柱内镜是经腰椎椎间孔进行手术操作的，故国内医生形象地把这种新技术称为椎间孔镜手术。

后来，脊柱内镜设备和手术技术得到不断发展和创新，手术入路也从单纯的后外侧椎间孔扩展到几乎脊柱 360°（后方、前方或侧方）入路。因此"椎间孔镜"这一称呼只是一个历史时期的产物而已，是一个不精准的名称。随着技术的发展和逐渐地规范化，我们专业领域越来越少使用这一名称，而更多地称之为"脊柱内镜"了。

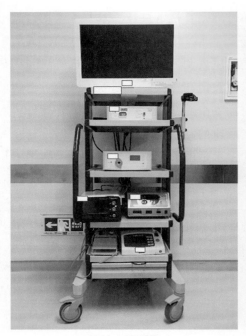
脊柱内镜系统

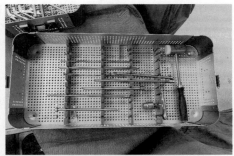
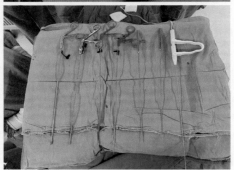
脊柱内镜微创手术器械

23. 哪些脊柱疾病适合脊柱内镜手术，它对脊柱的稳定性有影响吗

　　随着设备和手术技术的日趋完善，脊柱内镜从当初只能做单纯的腰椎间盘突出髓核摘除，逐渐扩展到腰椎管狭窄、滑脱不稳、结核感染、肿瘤等疾病；操作也从髓核摘除扩展到可以单独或辅助完成大部分传统开放式的减压、固定和融合操作；手术部位也从腰椎扩展到颈椎、胸椎。

　　目前脊柱内镜技术适用于绝大多数腰椎间盘突出症患者，但相对来说脊柱重度滑脱、畸形、多节段病变、前期外科手术致硬膜囊、神经根粘连较重、大部分椎体及椎管内肿瘤、凝血功能障碍、精神异常等患者不适合做脊柱内镜手术。

　　脊柱内镜手术在治疗椎间盘突出症时，需注意尽量保留正常的椎间盘组织，同时尽量保留更多的关节突关节，对维持脊柱生物力学功能有重要意义。在进行脊柱减压操作时，术前需明确评判脊柱稳定性。对于存在明确稳定性问题的患者，应该谨慎行内镜单纯减压手术。随着技术的进步，如担心术后脊柱不稳定，可考虑同时进行镜下融合和固定手术，这样脊柱稳定性的问题可以得到根本解决。

24. 脊柱内镜手术的疗效与开放手术相比如何，复发率高吗

特别提醒

内镜技术有待规范

目前国内尚未有内镜准入制度和规范化培训，作为新兴技术，好多单位都是买套内镜设备，参加 1～2 次培训班就开展，干中学、学中干。所以，术者责任心和个人素质决定了最终的手术效果。如果技术不过关，术中操作粗暴、生拉硬拽、术中出血后过度电凝止血、盲目追求手术速度等，都会影响手术疗效。

虽然与开放手术比较，脊柱内镜技术治疗脊柱退变性疾病的术后并发症发生率比较低，但该技术学习难度大，需要丰富的临床经验积累，若应用不当极易出现各种并发症，直接影响临床效果。

脊柱内镜系统辅助下的微创脊柱手术与传统后路开放手术相比，不仅对于初次手术患者有着显著的优势，而且对于复发性椎间盘突出症、椎管狭窄及椎体节段不稳或滑脱等同样具有独特的优势。相关文献报道，椎间盘切除术后的复发率为 5%～8%，初次术后硬脊膜周围瘢痕组织形成会导致二次手术更加困难，采用脊柱内镜后外侧入路则可很好地避开瘢痕组织，且不需要破坏更多的脊柱结构。相关文献报道了传统开放手术与脊柱内镜手术的临床随访结果，术后 VAS 疼痛评分等差异并无统计学意义，但脊柱内镜手术时间、术中出血量及住院天数更少，椎间盘的高度恢复更好，可以达到与开放手术相同的融合率，而且对脊柱结构损伤更少，术后疼痛发生率更低，患者的满意度更高。

根据大量文献研究得出的数据表明，相对于传统开放手术治疗腰椎间盘突出症，脊柱内镜技术在减少神经根损伤、硬脊膜损伤及术区伤口并发症方面占有明显优势，但在防止手术部位髓核残留方面受限于经皮内镜技术特

点，其效果要差于开放手术。但发生髓核的残留大多在开展手术的初期，与操作者对椎间盘突出位置的判断、手术方式的选择和技术熟练程度密切相关。与此同时，两种手术方法在椎间盘突出复发的发生率方面，其差异无统计学意义。

25. 为什么脊柱内镜手术又叫"创可贴"手术

脊柱内镜手术是在小尺寸内镜辅助下完成的，附加损伤较开放手术呈几何级下降，采用特制的微创手术器械，同时有影像放大和高清显示设备，使得手术过程更加微创高效精准，是一种里程碑式的新手术技术。

脊柱内镜手术最大的优势就是微创，手术切口小，长度一般小于1cm，所以又叫"创可贴手术"，术后瘢痕小。手术通过小通道经皮完成，不需要对背部肌肉广泛剥离，软组织损伤小，炎性反应小，术后一般不需要用止痛药。内镜工作通道经椎间孔或椎板间隙等天然解剖间隙进入椎管，不需要像传统开放术式那样咬除大量关节突关节和椎板。

脊柱内镜手术大部分可采用局部或静脉麻醉，整个手术过程患者清醒，可以和医生交流，及时反馈手术效果；不需要禁食，不需要插导尿管，也不需要气管插管。局部麻醉避免了全身麻醉对循环系统和呼吸系统的影响，降

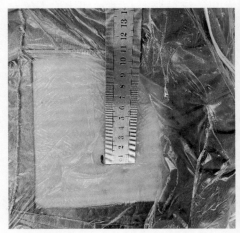

脊柱内镜手术切口（约7mm）

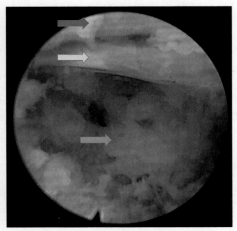

高清显示屏下组织清晰可见（红色箭头示黄韧带，黄色箭头示神经根，蓝色箭头示突出的髓核组织）

低了麻醉风险，对于全身条件较差、无法耐受全身麻醉的高龄患者，内镜手术为这类患者提供了手术机会。

此外，出血量少、术后恢复快对患者来说也是非常有益的。一般患者术后第一天就可在支具保护下离床下地活动，术后三天左右甚至当天即可出院，很快就能恢复基本工作。

26. 脊柱内镜手术前为什么要做这么多影像学检查

脊柱内镜术前常规要做腰椎 X 线、腰椎 CT 三维重建、腰椎磁共振（MRI）等检查。之所以要做这些影像学检查，是因为每一种影像学检查都有其观察的侧重点，对于手术方案的制定都有不可替代的重要作用。

虽然现在影像学有了长足的进步，各种先进的检查层出不穷，但 X 线片仍有其不可替代的重要作用。对于腰椎后路脊柱内镜手术，术前手术医师需要在 X 线上对手术节段的椎板间隙宽度及高度进行测量，看其是否能够允许 7 ~ 8mm 直径的工作通道安全放置。对于腰椎侧后入路脊柱内镜手术，术前需要对患者髂嵴水平与 L4/5 椎间隙水平之间的关系进行测量，从而评估患者是否适合进行侧后入路经皮内镜手术。对于髂嵴明显高于 L4/5 椎间隙的患者，对工作通道放置角度的设计要求更高。近期我们团队在国内知名的核心期刊上已发表术前影像学的解剖学测量及其对脊柱

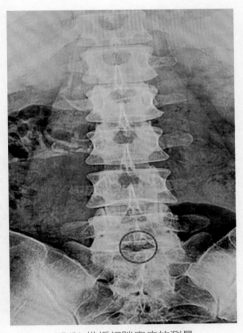

L5/S1 椎板间隙宽度的测量

微创手术的影响，其中特别阐述了术前 X 线片相关数据测量的必要性。

在腰椎脊柱微创手术前，我们还要求患者最好完成特殊的 CT 检查，即腰椎俯卧位 CT 三维重建。与此同时，脊柱外科医师还会要求影像科医师在扫描时保留腰椎所有软组织轮廓，让医生在术前即可进行从体表至病变部位距离

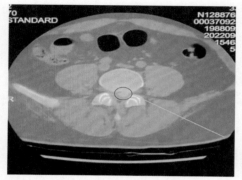

红圈内为钙化的椎间盘,黄色箭头为体表
至病变部位规划的穿刺路线

及角度的精确测量,从而为临床医生确定手术方式、选择手术路径、进行术中穿刺建立工作通道等提供可靠的依据。

我们通常所说的磁共振成像(MRI),目前是椎间盘突出症最为精确、简单有效的无创性检查手段。术前 MRI 检查可以辅助椎间盘突出症的诊断,明确椎间盘突出节段及突出部位,了解脊髓、神经根受压情况,排除由椎管内占位(例如肿瘤,囊肿等)引起的马尾神经等神经压迫症状。除此以外,MRI 可显示出椎间盘突出为膨出型、突出型、脱出型还是游离型,以及脱出髓核组织进入椎管的位置,明确椎间盘突出部位、程度,以及与神经根、硬膜囊、椎间孔相对的位置关系。对于指导手术医师明确微创治疗靶点,避免引起神经根、硬膜等副损伤,起到至关重要的作用。

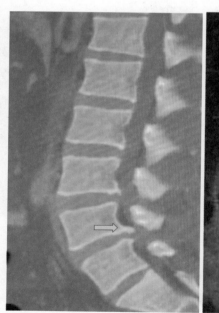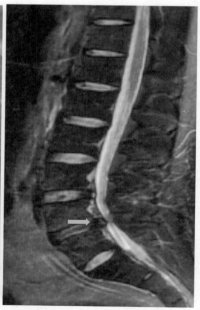

左图:CT 上显示 L4/5 突出的椎间盘呈高密度钙化
右图:MRI 显示 L4/5 突出的椎间盘为低信号

27. 为什么磁共振报告椎间盘突出巨大，却没有症状呢

有些患者在做腰椎磁共振（MRI）检查时会发现腰椎间盘突出巨大，压迫双侧神经根甚至中央硬膜囊，但是患者基本没有腿痛、发麻等症状或者仅仅表现为一侧下肢的疼痛、麻木。这就是我们经常所说的影像片子与症状不相符的现象。

这是因为腰椎间盘突出症引起腿痛主要有两方面病理机制，一是突出髓核对神经根的机械性压迫，二是突出髓核释放的炎性因子，造成神经根水肿引起疼痛，而且后者作用更大。若患者虽然神经根受压，但局部炎性反应不强，尚未引起神经根水肿，那么患者可能没有腿痛症状。

还有一种情况是椎间盘的中央型突出，虽然突出巨大，但是由于患者椎管较大，硬膜囊会向背侧逃逸，同时中央型突出恰好位于两侧神经根中间，对神经根均无压迫，所以可能不会出现神经受压症状。

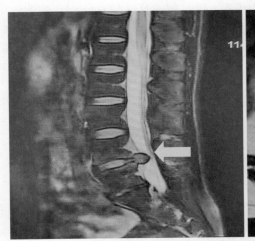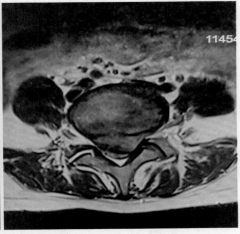

L4/5 巨大突出椎间盘

28. 为什么有的患者需要做肌电图和术中诱发试验

有时候患者很疑惑：为什么和我一样诊断为"腰椎间盘突出症"的病友不需要做肌电图检查，而我却需要另外多做一个检查呢，这不是多花冤枉钱吗？

其实事实并非如此。我们知道，腰椎每一根神经根在下肢都会有属于它支配的区域，一旦这个区域的感觉运动出现异常，往往说明支配这个区域的

神经根出现了问题。但临床上很多患者出现的症状和影像学上的表现并不一致。例如，许多多节段腰椎间盘突出症的患者仅仅表现出单节段椎间盘突出的症状，那么，我们手术往往仅需要处理出现症状的责任节段即可。

为了明确诊断，我们就需要增加一个肌电图检查，甚至需要在术中对每个突出节段进行诱发试验，来确定引起患者不适症状的具体责任节段，从而达到精准治疗的目的。

29. 多节段腰椎间盘突出，可以做微创手术吗

临床上经常遇到很多患者的影像学检查报告提示多节段的腰椎间盘突出。为此，很多患者比较疑惑，是否能够选择微创手术进行治疗？是每个节段都要做吗？

这里首先需要明确的是，并非所有突出的节段都必须手术治疗。一般来说，尽管提示有多节段突出的影像学表现，然而患者具体的临床症状和体征可能提示是单节段腰椎间盘突出的症状。我们临床上称此为责任节段，通常来说这里才是需要进行手术处理的部位。针对单一节段表现出的临床症状是完全能够采用微创的手术方式进行处理的。

例如下图为一名中年患者，其术前的 MRI 影像学提示 L4-5，L5-S1 两个

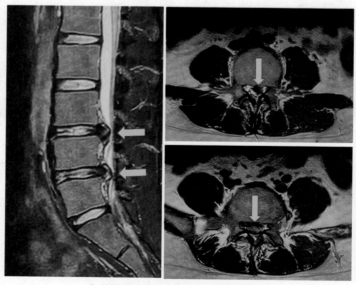

多节段椎间盘突出的 MRI 检查图片

节段椎间盘均突出，然而该患者仅仅表现为足内侧的麻木疼痛感，并无足外侧感觉的改变。所以经过术前细致的体检后，手术医生做出诊断：导致患者不适主诉的节段位于L4-5节段。最后采用微创的治疗方式获得了满意的治疗效果。而其他影像学提示突出的部位暂无需手术处理。

30. 术前曾进行过中医中药治疗，对手术有影响吗

对于早期颈腰椎退变性疾病的患者来说，传统的中医中药治疗具备一定的优势。选择正规的中医医院进行针灸、推拿、按摩等中医外治，以及中草药内服，可以在一定程度上缓解局部症状，改善患者的病情。然而病程较长、病变严重的患者，如长时间反复采取中医中药治疗后症状一直无法缓解，建议中断相关治疗，及时请脊柱外科医师进行诊断和评估。

我们在临床上对比发现，术前长期应用中医中药治疗的患者在脊柱内镜手术治疗时，往往会增加手术难度和风险。首先，中医中药治疗后会导致局部软组织血管增生，使手术过程中出血的概率和出血量大大增加；其次，术前长期应用中医中药治疗后会增加突出椎间盘钙化的概率，使得局部神经结构和周围组织粘连严重，术中分离和切除病变组织的难度和风险增加，手术效果也会相应地打折扣。所以有些患者盲目追求保守治疗，反而耽误了手术的最佳时机。

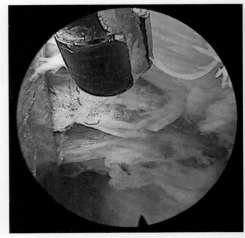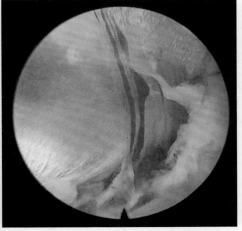

长期中医药治疗的患者镜下可见：血管大量增生（左），神经根充血水肿（右）

我们必须要明确一个事实：严重突出特别是脱出的椎间盘以及骨赘（骨刺），很难通过保守治疗得到恢复。因此，一旦诊断明确，正规保守治疗后症状不能缓解，就应积极寻找专业的脊柱外科医生诊治，并选择恰当的治疗方式。

31. 术前介入治疗对手术有影响吗

　　目前对于椎间盘突出症的治疗方式众多，部分介入治疗也可取得良好的效果。现常见的治疗方式有：臭氧髓核注射、硬膜外封闭、骶管封闭、穴位注射、胶原酶消融、经皮激光气化治疗等。上述治疗方式因创伤较小有其优势，同样其局限性也明显，往往对适应证的选择非常严格，同时对术者经验和设备也有一定要求。

　　据我们的临床经验，患者术前曾接受过介入治疗的，会增大内镜操作难度和术后感染的风险，可能与介入治疗时往往进行了大剂量激素注射有关；既往有手术区穿刺等治疗经历的患者，同样增加了内镜手术出血的风险，经既往形成的瘢痕组织进入，会明显增加出血量；病变节段既往接受过注射治疗的，尤其是行椎管内封闭治疗的患者，内镜下可观察到局部解剖结构往往有大量组织增生和较严重的粘连，这些都增加了手术难度和风险。

　　还有一点必须明确，脊柱介入治疗仍然是一种高风险治疗方式，也会造成十分严重的并发症，部分医疗机构和医生对此风险告知不够。

　　因此希望进行脊柱介入治疗的患者前往正规医疗机构就医，获得正确的诊断和评估，进行严格的适应证选择和规范操作。而且我们不建议对同一病变部位反复多次进行介入治疗。

32. 老年人有许多基础疾病，还能做脊柱微创手术吗

随着社会的老龄化，现在手术患者的年龄越来越大。很多老年患者往往会合并高血压、糖尿病、心脏病等慢性基础疾病。对于这类患者，只要病情没有达到危急状态，在相关疾病病情控制良好状态下，术前与相关科室进行风险评估后，可以进行脊柱内镜微创手术。

例如，已行冠脉支架或冠脉搭桥手术，且长期服用抗凝药物的患者，脊柱内镜手术中可能会出现大量出血，术后也容易出现血肿压迫脊髓等严重并发症。围手术期在抗凝与止血之间需要做到适宜的平衡，既要减少术中术后出血的风险，又要尽量降低出现血栓的风险。这就需要术前请相关科室会诊，评估患者的出凝血风险，制定相应的药物调整方案。一般情况下建议术前7天停用阿司匹林、氢氯吡格雷（波立维）等抗血小板药物或华法林类抗凝药物，改为肝素等药物桥接抗凝直至术后恢复常规治疗。目前，常有多种抗血小板药物联合治疗用于冠状动脉不稳定期（急性冠状动脉综合征）的患者，这种情况下停用抗血小板药物应根据患者情况而定。必要时可能需要推迟外科手术，先行心内科治疗，待病情稳定后再行手术治疗。

合并高血压病的老年人，手术前应该继续规律服用药物。由于未加控制的高血压病患者在麻醉手术期间血压波动大，有可能发生心脑血管意外。术前也不要求将血压降到正常水平，一般控制在150/100mmHg以内即可。入院后不建议自行停止药物服用，术前停药有可能促使高血压反跳及心律失常，所以建议术前抗血压药物使用至手术日早晨。

患者有糖尿病一般不影响手术治疗，然而高血糖会影响术后伤口愈合，增加感染的可能性。我们建议术前血糖应该尽量控制在正常范围以内。

有些患者由于术前患有支气管哮喘、类风湿关节炎、系统性红斑狼疮等疾病，必须长期服用糖皮质激素类药物。这些患者容易术中出血以及在术后出现伤口不愈合或感染。然而正是由于上述的限制，正好比较适合手术时间更短、创伤更小、出血更少的脊柱内镜手术。

33. 长期吸烟或饮酒会影响手术吗

众所周知吸烟有害健康，很多研究表明吸烟是诱发心脑血管意外的危险

因素。吸烟的人出现心血管和呼吸系统并发症的概率比不吸烟的人高出2~4倍，在手术过程中更加容易出现心搏骤停、脑梗死、心肌梗死等意外情况。不仅如此，在麻醉过程中容易出现支气管痉挛以及呼吸困难，增大麻醉的风险。术后也会增加手术部位感染、伤口延期愈合的可能性。

最新研究表明，即使日常少量饮酒，也会影响到人体多脏器的功能。更不要说大量的长期酗酒，甚至产生酒精依赖或成瘾的患者，有可能已引起严重肝功能损害、凝血功能异常及中枢神经系统受损，对麻醉和手术的实施影响较大，往往面临较大的手术风险。

所以建议术前至少一个月就停止吸烟以及饮酒，同时出于对自身健康的考虑，最好能够彻底戒除吸烟饮酒的习惯。

34. 脊柱内镜手术为什么有的局麻，有的全麻

患者在选择全麻还是局麻的问题上一直很纠结，不少患者也会在私下交流，为什么患同样的病，做同样的手术，你可以用局麻，而我就要用全麻？实际上，当决定采用经侧方椎间孔入路行脊柱内镜手术时，我们一般选择局麻；当决定经后方椎板间入路时，一般选择在全麻下行脊柱内镜手术。当然这也不是绝对的，还要综合考虑病变节段、解剖特点、手术方式、患者身体状况、减压方式等因素。

其实，局麻手术并不是在单纯的局麻条件下进行的。侧后入路经皮内镜手术中，在放置导针后用导管扩张软组织和关节突成形时，患者往往会感到剧烈疼痛，我们考虑到部分患者可能会有恐惧和抵触情绪，所以这时常常需要麻醉医生进行辅助镇静，提高患者的舒适性、安全性和满意度，消除焦虑和恐惧。目前我们麻醉使用的镇静药物多为右美托咪定，小剂量持续泵入静脉内，可以使患者保持轻度镇静，又无严重呼吸抑制等副作用，还能够使患者与医生进行持续的语言交流。一般情况下，患者能够忍受术中的疼痛，配合医生顺利完成手术。

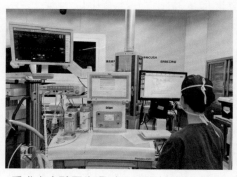
手术中麻醉医生通过显示屏实时监测患者的生命体征，充分保障患者的手术安全

35. 开个微创小手术怎么还这么贵、术前准备这么繁琐

首先，脊柱微创手术可不代表小手术！在美国、日本等医疗条件发达的国家，仅有经过严格培训且通过考核的专业脊柱外科医生才具有脊柱微创手术的权限和资质。一个优秀的脊柱外科医师不一定同时是一个优秀的脊柱微创外科医师，脊柱微创手术需要医师具备丰富的开放手术经验，只有这样，才能在微创手术出现术中大量出血、镜下微创条件无法止血、硬膜囊撕裂、血管神经损伤等特殊情况时，立刻转为开放手术，而这种技术往往是介入科和疼痛科医师所不具备的。同时，脊柱微创手术由于需要大量的手术辅助设备和人员保障，因此在国外，费用也要远远高于脊柱常规手术的费用。

其次，再小的手术也是手术，也关乎生命安全，全面的术前评估非常重要，千万不能忽视这一点！患者在术前麻醉谈话时，务必要和麻醉医生进行充分有效的沟通，告知自己的疾病史以及用药情况，配合医生完成血液检查、心脏彩超、肺功能、心电图、胸片等相关检查，了解患者基础病变及全身情况，排除麻醉禁忌证。根据医生指示进行术前准备，如药物停用及更换等。由于麻醉过程中患者容易出现呼吸抑制和误吸等情况，所以需要严格执行术前禁食、禁水，以免术中发生食物呛入气管内等麻醉意外。此外，术前多项影像学检查可以显示病变部位和性质，为明确诊断提供证据，也为手术方式制定提供依据。

延伸阅读

术前俯卧位练习

对于侧入路脊柱内镜手术患者来说，术前往往还需要做俯卧位的练习。这是因为该术式需要患者在俯卧位清醒状态下配合医生进行手术，手术时间需要一小时左右，且患者俯卧的脊柱全碳纤维手术床仅有60～70cm宽，术中不能随意调整姿势。要在这种状态俯卧一个多小时，还是具有一定的挑战性的，尤其对于老年及肺功能较差的患者来说，往往无法坚持这么长时间。因此，需要进行术前的练习，以期术中能够配合医生圆满完成手术。

36. 脊柱内镜手术的过程是怎样的

以经椎间孔入路脊柱内镜手术为例，大致有以下几个步骤：术前准备，X线定位确定节段和进针路线，局部麻醉，放置导丝，环锯磨除部分小关节、扩大椎间孔范围，放置工作套管，置脊柱内镜，摘除突出的髓核，双极射频止血、纤维环成型，缝合伤口。

术前准备，透视确定穿刺点及准确进入椎间盘目标靶点是该手术的难点。但如果患者椎间盘发生钙化，我们会根据术中具体情况对钙化的椎间盘进行切削或磨除。

以后路椎板间入路脊柱内镜手术为例，大致有以下几个步骤：术前准备，全身麻醉，X线定位目标椎板间隙，放置工作套管，置脊柱内镜，摘除突出的髓核，双极射频止血、纤维环成型，缝合伤口。

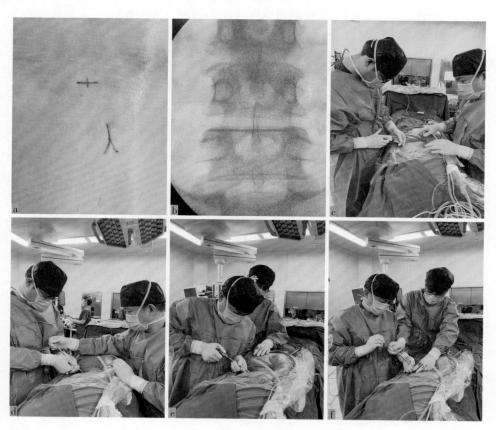

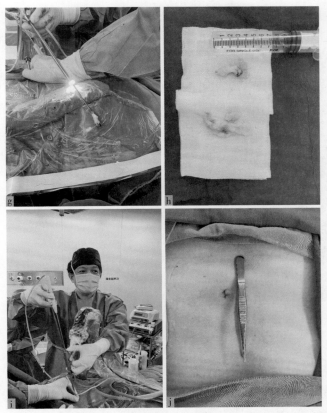

侧路脊柱内镜手术步骤：a. 体表做标记后消毒；b. X 线定位；c. 局部麻醉；d. 放置扩张器和导丝；e. 环锯磨除部分小关节扩大椎间孔；f. 放置工作通道；g. 摘除突出髓核组织；h. 术中取出的突出髓核组织；i. 双极电凝止血；j. 美容缝合伤口

37. 局麻条件下做脊柱内镜手术时，患者应该如何配合医生

脊柱内镜手术可以在局麻和充分镇静的条件下进行，以消除患者在外科准备及手术室中的焦虑、恐惧。此类手术中要求的镇静水平是一种清醒镇静（镇痛），感知处于一定抑制状态，在该状态下，保护性反射仍然存在，患者有独立维持气道和呼吸的能力。

局麻手术前，需要对患者进行充分的解释和告知，这样患者在术前就会有一定的思想准备。并适量地进行相关体位状态下的锻炼，以保证手术过程中能适应手术时间内维持一种固定姿势不变。

麻醉医生需要根据患者的信息做全面的准备，并对患者可能出现的任何不适进行处理。这就要求患者在术前、术中积极配合手术医生和麻醉医生。在术中，患者尽量保持姿势的固定以确保手术安全、顺利地进行。另外，需要通过感觉（疼痛）和运动（足趾和踝关节运动的缺失与否）不断向医生积极、准确地反馈，以使手术医生能够根据患者的反馈调整手术进针角度、进针深度等操作。例如：当有根性症状，如下肢放射痛或腿部麻木症状突然加重时，需要及时反馈给手术医生。但患者不应过度夸大疼痛的程度，以免影响手术医生的判断。

手术结束时，患者需要按照手术医生的指导进行相应的体格检查，如直腿抬高试验等，以检测手术效果如何。

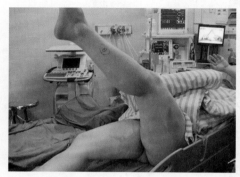

术后直腿抬高试验即刻转为阴性（恢复正常）

38. 术中为什么需要透视

术中透视在脊柱经皮内镜手术中起到至关重要的作用，术中常用 C 臂机进行透视以达到定位、判定位置等目的。术中患者俯卧或者侧卧位于透视床上，在透视辅助下确定正确的手术节段，并根据正、侧位椎间隙位置来确定穿刺位置是否正确。

在进针过程中，穿刺针针尖需要刺入纤维环的正确位置，需要通过透视下确定穿刺针在正位片上位于椎弓根内侧线，侧位片上位于椎体后缘，此部位与安全三角相对应，同时在注入造影剂时需要应用透视来确定穿刺针尖端位于椎间盘内，透视可判断此时穿刺针到达的位置是否合适，并判断患者局部组织结构有无畸形等。在导丝、扩张套管、工作套管置入的过程中，都需要通过正、侧位片的监视来保证置入位置的正确；手术过程中有时也需要透视来辅助判断手术器械到达的位置。

总之，透视是保证脊柱内镜手术安全的重要手段，但随着微创技术的不断发展，越来越多的操作可以在直视下进行，透视的次数也越来越少，这对患者和医生来说都是福音。

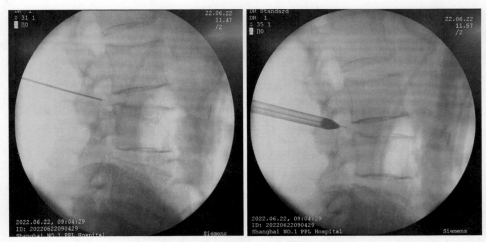

左图：穿刺针位置；右图：沿导丝置入扩张套管

39. 什么情况下脊柱内镜手术会变成开放手术

有些患者椎管内肿瘤组织在术前的影像学检查中无法确诊，可能导致术中才会发现；有些患者存在个体的解剖变异，包括脊髓神经根的走行，骨性结构畸形等；此外，存在某些意外情况如损伤神经根、硬膜囊破裂、动脉破裂出血或局部渗血严重，无法止血；局麻患者因疼痛难忍无法配合；突出的椎间盘的位置刁钻无法有效摘除、减压；椎间盘与周围重要组织如椎管内韧带、脊髓硬膜等严重粘连无法剥离摘除等情况，术中经皮内镜手术可能变为开放手术。

总体上来说，内镜手术术中改为开放手术就是为了降低手术风险，确保手术安全。

40. 脊柱内镜手术时间一般多长，出血多吗

谈到手术时间，我们需要先大致了解一下脊柱内镜手术步骤。以较常用的经椎间孔入路脊柱内镜手术为例，据我们的经验及大宗文献报道，单节段椎间盘脊柱内镜手术时间为 30 ~ 90 分钟。当然手术时间的长短由手术医师熟练程度、患者椎间盘病变程度、手术难易程度等相关因素有直接关系，例如，椎间盘钙化的患者手术时间将延长。我们建议患者尽量选择有相应资质的专

业医院和具有丰富手术经验的医生实施手术，以缩短手术时间，减少并发症发生，达到最佳的治疗效果。

从前述内容我们可以了解到，脊柱内镜是真正意义上的微创手术，软组织结构和骨性结构破坏少，创伤小，术中出血量很少，但并不是说不出血。根据我们的临床经验，出血一般在 5～10ml，如何减少并控制手术出血是每一位微创脊柱外科医生必须掌握的技术。由于每个人的解剖结构不一样，一些手术并发症可能导致大出血，比如肌肉动脉的出血可导致腰大肌血肿，手术过程中腹腔大动静脉破裂出血等，但目前随着微创手术技术日趋成熟，这类并发症已极少发生。

特别提醒

有时术后会放引流管

由于脊柱内镜手术创伤极小，一般患者术中出血极少，所以出血一般都能在术中有效止住，因此基本不会在手术部位放置引流管。但是，若患者手术中出血或渗血较多，为防止术后继续出血形成血肿压迫神经，降低感染风险；同时，如果减压范围较大或行内镜下融合等较大手术，则需要放置引流管。一般引流管可在术后 3 天内拔除。

41. 脊柱内镜手术需要切掉部分骨头吗，会伤到神经吗

脊柱内镜技术，是在手术中使用一个直径仅有 7mm 左右，集成了光学照明、影像摄取、手术操作、吸引、冲洗等多个系统的管道，采用多种入路进入椎管直接摘除突出组织的微创手术技术。

根据患者的具体病情，行侧路脊柱内镜手术时，有时会用环锯切除部分上关节突；而后路内镜手术，如果患者椎板间隙狭窄，术者会咬除部分椎板。但这两种术式切除的骨头数量都很少，对脊柱稳定性几乎不会造成影响。

脊柱内镜手术是比较成熟安全的治疗方法，这种治疗方法不仅治疗效果好，并且对患者的损伤也很小，手术操作都是在透视设备监视下进行的，

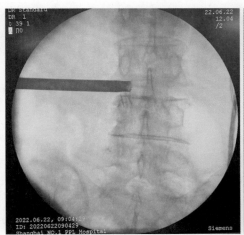
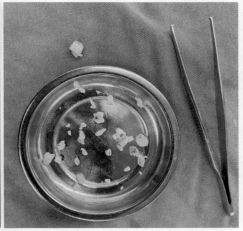

置入镜下环锯切除部分骨质

手术过程中身体的内部结构通过内镜摄像头放大，显示在电脑屏幕上，血管、神经、肌肉、骨头、韧带等都看得一清二楚，所以很少造成不必要的损伤。但如果术前进行过很多保守治疗，尤其是有创治疗、激素等，或者是翻修手术，这些情况均会导致神经和周围组织粘连，增加神经损伤风险。

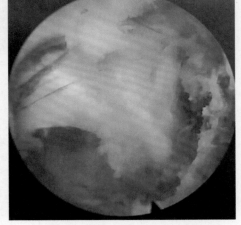

显示屏清晰显示神经根结构

42. 为什么颈椎内镜手术还需要脊髓监测

由于解剖结构的特殊性，几乎所有脊柱手术都存在着手术视野小、可操作空间小、易损伤脊髓或神经根的特点，而神经功能的损伤往往会给患者带来不可逆转的永久性伤害。如何降低手术中对脊髓神经的损伤，减少术后相关并发症，除了过硬的技术、丰富的手术经验外，在脊柱手术中对神经功能进行监测，可以大大减少术中神经损伤的发生。

颈椎手术属于脊柱外科中风险和难度较高的手术，颈椎内镜需要在几毫米的范围内对压迫颈脊髓或神经的椎间盘及骨性结构进行减压处理，风险极大。而脊髓神经术中监测系统，是应用各种神经电生理监测技术实时评估手术中处于危险状态的脊髓神经系统功能的完整性，并实时提示术者手术操作对神经组织的干扰程度，从而将神经损伤减至最小的一种脊髓神经监测技术。脊髓监测在国外已成为脊柱外科手术法定监测技术，以确保脊柱手术的安全性。

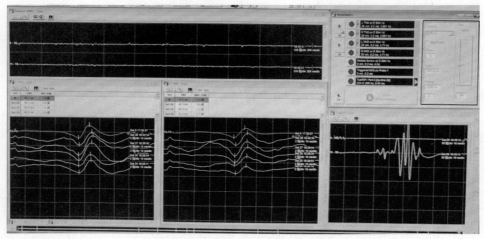

脊髓监测下神经感觉运动电生理波形

43. 听说脊柱内镜手术在有些地方已经成为门诊手术，就不需要住院了吗

目前部分发达国家的脊柱内镜手术确实是门诊手术，这是由于他们有较完善的社区医疗体系，可以进行大部分基础疾病的治疗和控制；同时他们的住院治疗及手术费用极其昂贵，一般患者无力承担，而采取门诊手术可大幅降低医疗费用。

国内脊柱内镜手术一般建议患者住院治疗，原因如下：第一，患者个体之间的体质存在差异，对于存在内科基础疾病以及部分高龄的患者，术前需要对身体的一般状况进行评估，对高血压、高血糖等容易影响手术的基础疾病进行控制和调节，排除手术禁忌证。第二，对于需在各种麻醉下进行的脊柱内镜手术，患者在麻醉药物尚未完全代谢完毕前，往往存在头晕恶心、呼吸抑制等不适反应。在院期间，医生可以及时根据患者不适症状使用药物进行对症处理，以确保安全。

因此，尽管脊柱内镜手术创伤极小，患者恢复极快，术后第 1 天即可下地，但是还是建议患者住院治疗，在术后 1～2 天病情平稳后出院。国内部分医院采用日间手术的模式，是一种有益的尝试，但大多数医院还没有把脊柱内镜手术纳入日间手术收治范围。

44. 手术后伤口会痛吗，是否需要拆线

脊柱内镜手术的伤口一般在 1cm 左右，手术伤口极小，一般情况下疼痛感并不明显，患者大多能够忍受，但对于疼痛敏感的患者，术后可以辅助止痛药物治疗。这种止痛药的作用机制通常是抗炎镇痛，我们一般采用的是非甾体类抗炎镇痛药物，主要有芬必得（布洛芬缓释胶囊）、乐松（洛索洛芬钠片）、西乐葆（塞来昔布胶囊）等药物。需要指出的是，这里所说的抗炎药，与我们平时所说的抗生素不是同一类药物。

脊柱内镜手术的部位一般位于腰背部，术后半个月切口即可愈合，遗留较小的瘢痕。如果没有瘢痕体质或伤口感染，绝大多数的患者瘢痕不明显。我们团队目前都采用皮内缝合技术，术后不需拆线，瘢痕更小。

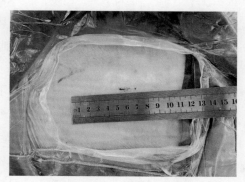

内镜手术后切口仅 1cm 左右

45. 手术后，腰腿痛、下肢麻木等症状能立刻好转吗

脊柱内镜手术具有精准减压神经的优点，因此，术后即刻患者就可以感到自己的"腿痛"症状已经缓解。但是部分患者因术中操作会侵扰神经，在术后 3 天左右可能会出现局部神经水肿，导致下肢痛"反跳"，一般表现为一侧臀部后方酸痛，这种痛感与术前压迫神经的痛感不一样。若患者出现疼痛"反跳"的情况，无需紧张，这是一种正常的神经反应，多数会在术后 1 周内完全缓解。

引起腰痛的原因极其复杂，部分原因是腰椎间盘退变，脊柱内镜手术只能缓解神经压迫，对盘源性腰痛则可以口服药物缓解。脊柱内镜手术前如果患者出现下肢持续麻木、无力、肌肉萎缩等症状，表明神经压迫已经有一段时间了，出现了神经功能损伤。手术虽然将"压迫神经"的椎间盘髓核组织去除，不存在神经压迫了，神经功能不会进一步损伤，已经受损的神经组织也逐渐开始修复，但患者下肢麻木、无力、肌肉萎缩等症状可能仅得到部分改善和恢复。

46. 手术后需要"一动不动"地躺在床上吗

虽然脊柱内镜手术伤口在背部，但是患者不需要"趴着睡"，不用担心仰卧位会压住伤口，造成伤口愈合不良。若患者采用全身麻醉，术后 6 小时内需要去枕平卧，但即使需要躺在床上，也无需"一动不动"，否则容易出现焦虑、血栓形成和压疮等情况。可以在床上训练轴性翻身，防止压疮产生；要注意多活动下肢及足部，预防深静脉血栓、神经根粘连及肌肉萎缩。

脊柱内镜手术创伤极小，手术后当天，患者需要在床上进行康复休息，手术后第 1 天便可以戴好腰围下地。下地需要注意采用"三步"原则，首先可以将床摇成半卧位，佩戴腰围；若患者无头晕、心慌等不适，可以将身体逐渐靠近床边，在床边静坐一会；若无不适，可以逐渐下地站立。

一般情况下为预防椎间盘疾病复发，脊柱内镜手术后 1 个月内要注意多在床上休息，避免下地过量活动。但要注意，可在床上进行直腿抬高、股四头肌等肌肉力量训练，以加速康复，减少复发。

47. 手术后多久可以恢复正常饮食和往常药物

内镜手术若选择全身麻醉，则术后患者需要禁食 6 小时，在 6 ~ 24 小时之间以流质饮食为主，主要包括稀粥、米汤、藕粉、果汁、蛋花汤等，24 小时后可以恢复正常饮食。若采用静脉麻醉，则患者无需禁食。正常饮食是以高蛋白、高能量、低脂为主，可以选择瘦肉、鸡蛋、鱼、虾及豆制品等，可以多食用水果蔬菜。至于很多患者和家属青睐的"骨头汤"，虽然含有"骨头"二字，但并不会加速患者康复。反而"骨头汤"内含大量脂肪，不利于消化，容易造成腹胀、便秘等并发症。

若患者为全身麻醉，术后 6 小时内需要禁食、禁饮，如果需要服用高血压、糖尿病等药物，建议术后 6 小时可以服药。静脉麻醉患者，手术后即刻可以服用高血压、糖尿病等药物。如果患者合并心脏病，常规抗血脂类药物可以在术后 6 小时内服用，但阿司匹林等抗凝药物因有致出血风险，一般需要待伤口稳定后再开始服用。

48. 出院后多久需要复查，复查时需要注意什么

脊柱内镜手术出院后，术后 1 个月时患者需要行第 1 次复查，主要查看伤口愈合情况。复查时需要携带出院小结及术前影像片子。若是在本院拍的片子，复查时可以不带，其他医院的片子请全部携带。

第 2 次复查通常为手术后 3 个月，这时候主要观察患者下肢放射痛、肢体麻木、下肢肌力及腰背肌力恢复情况，若恢复较好，可以逐渐恢复轻体力劳动。若患者出现与术前相似的下肢放射痛、下肢麻木、无力症状甚至症状加重，需要复查腰椎 MRI 以排除术后复发。

若患者尚未达复查时间已经出现严重腿痛，并且腿痛症状与术前相似，这时候需要尽快来院就诊。若出院后患者发生轻度腰痛症状，此时多考虑患者活动过度，腰肌力量不足导致。患者可以先在家平卧休息、做做理疗，多数症状会在 3 天内缓解。若症状无缓解或加重，可以随时就诊。

49. 为什么脊柱内镜手术做完了复查还是报告有"突出"

许多患者在拿到自己术后复查的磁共振报告后，经常会很迷茫，因为检查报告往往还是会显示有椎间盘突出。患者们会疑惑：是不是医生没有给摘干净，是不是手术没做好？

其实，这是脊柱内镜术后复查时常见的现象。压迫神经的突出髓核已经摘除掉，但是我们手术团队习惯为患者保留尽量多的后纵韧带和纤维环，加上术后局部出血和炎症反应，留下来的后纵韧带和纤维环在影像上就会显得还有"突出"。但是仔细对比术前术后的磁共振图像，可以看到两个突出物里面的颜色（信号）是完全不一样的，里面实性的有致压作用的低信号髓核已

经没有了，留下来的是液性高信号的包壳样结构。

那么患者又有了新的疑问，为什么不把后纵韧带和纤维环都切干净？这样影像上不就没有那块"突出"了吗？这是因为，如果把病灶部位的后纵韧带全部切除，椎间盘会有一个很大的缺口，椎间盘再突出的风险就大大增加了。术中保留后纵韧带及部分纤维环的目的正是为了降低复发的风险。这样的假性包壳3个月后大多数也会自然吸收挛缩，那个时候再做检查就会看到这种突出不明显了。所以，我们评判手术效果不仅仅要看复查的报告，更重要的是要对比患者术后与术前症状的改善情况。

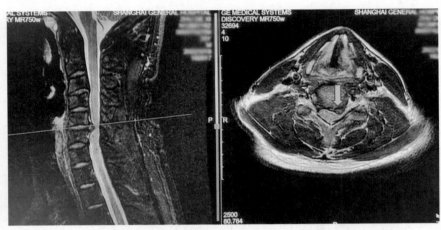

术前：C5/6 矢状面上突出明显，横断位大块突出髓核为低信号影

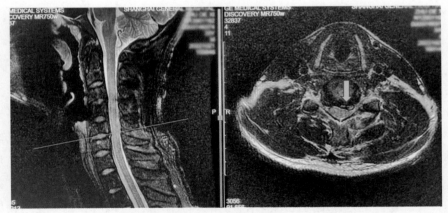

术后 C5/6 矢状面上突出消失，但横断位突出表现为高信号影，说明内部并非实性结构，已经变为液性的假性包壳

50. 什么是 UBE 手术，和单纯脊柱内镜手术比的优势在哪里

UBE 手术即单侧双通道内镜手术，是近年来新兴的微创脊柱内镜手术技术，主要是通过单侧双切口关节内镜辅助下完成脊柱手术，适用于颈椎、胸椎、腰椎疾病的治疗。

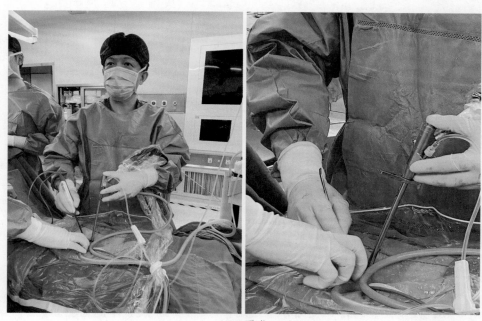

UBE 手术

UBE 手术在脊柱内镜手术基础上发展而来，因此 UBE 手术要求医生具有内镜操作技术、微创手术技术及全脊柱内镜手术经验，同时需要配备相应设备、手术工具及器械。

与全脊柱内镜的单通道不同，UBE 手术需建立两个通道，一个为观察通道，一个为器械操作通道。观察通道一般会用到 0° 或 30° 关节内镜，操作通道常使用脊柱内镜器械，包含磨钻、刨刀、消融电极、椎板咬骨钳、髓核钳、神经拉钩及常规开放手术器械等。

UBE 的适应证包括：颈、腰椎间盘突出、脱出症，胸、腰椎管狭窄症，轻度腰椎滑脱症，椎管内异物，有症状的骶管囊肿，腰椎感染性疾病辅助内镜下病灶清除，以及对颈腰椎邻近节段病变翻修、肿瘤压迫神经根进行姑息性减压治疗等。

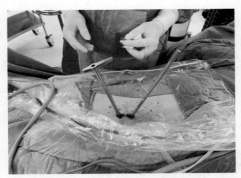

UBE 手术需要建立两个通道

与全脊柱内镜手术相比，UBE兼有内镜放大的视野和开放手术灵活的操作性，所以术中脊柱解剖结构观察更加全面、清晰，从而避免术中反复透视。可以联合使用常规手术器械，提高复杂脊柱手术操作效率，缩短手术时间，能够更加方便、有效地处理复杂颈椎、胸椎及腰椎退变性疾病，更加适用于严重腰椎管狭窄症的治疗。

51. 什么是脊柱内镜杂交手术技术，优势在哪里

我们团队首先倡导的脊柱内镜杂交手术技术是在 UBE（单侧双通道内镜手术）的基础上，将关节镜改为脊柱内镜，既可作为观察镜，也同时增加了一个操作通道，以充分发挥两种技术各自的优势，不用额外增加切口。该手术的顺利完成需要多方面的技术要求，包括微创操作技术、全脊柱内镜技术、开放手术技术及将多种手术技术融会贯通的能力等。

相比使用关节镜的 UBE 手术，使用脊柱内镜的杂交技术的适应证更加广泛，可以处理许多复杂的脊柱疾病，包括：复杂腰椎间盘突出、脱出症，颈椎、胸椎、腰椎椎管狭窄症，颈椎、胸椎、腰椎黄韧带骨化，邻近节段病变手术翻修，复杂脊柱翻修手术，腰椎镜下融合手术等。

相比使用关节镜的 UBE 手术，使用脊柱内镜的杂交技术既可以避免使用关节内镜存在的手术适应证问题，又增加了一个操作通道。这样可以实现双通道同时进行更为复杂的双手操作，且观察通道与工作通道可以相互切换。可选择多种操作模式，实现内镜下各种复杂精细操作与充分止血。同时可以充分使用开放、UBE、单轴内镜系统的各种手术器械和设备，进一步提高手术效率，降低手术难度和风险。

同时，得益于可以同时使用等离子射频与双极射频刀头，杂交技术的术中出血相对较少。相比全内镜手术，杂交技术透视次数比全脊柱内镜手术要少，能处理更加复杂的颈椎、胸椎及腰椎疾病，理论上手术时间较全脊柱内

镜手术有所增加，但杂交技术具有双工作通道，手术操作会更加便捷高效，可以相对减少手术时间。

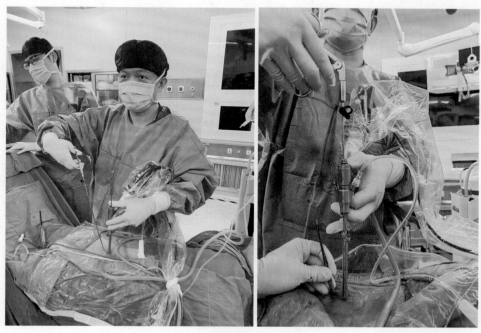

脊柱内镜杂交技术

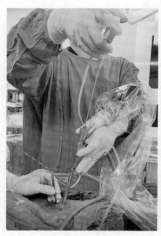

双工作通道下可以进行更加
复杂的操作

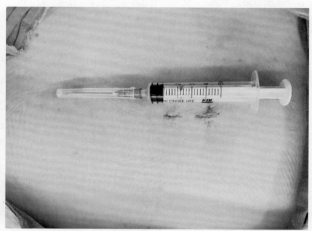

杂交手术后两个约 7mm 的小切口

52. 什么是 Endo-LIF 手术,它有哪些技术要求,适应证有哪些

Endo-LIF 手术即内镜下腰椎椎体间融合术,是近年发展起来的一种治疗腰椎退变性疾病的微创腰椎融合技术,主要是通过脊柱内镜辅助,完成腰椎减压、固定及融合等操作。

Endo-LIF 是在全脊柱内镜手术的基础上发展而来的,该手术的顺利完成需要具有多方面的技术要求,主要包含:全脊柱内镜技术、镜下椎间盘处理技术、融合器植入技术、经皮内固定技术及影像导航技术等。

延伸阅读

Endo-LIF 手术的步骤

Endo-LIF 手术主要包含三大步骤:微创减压、微创固定及融合,因此 Endo-LIF 的常用器械包含三大类。微创减压设备:全脊柱内镜系统、磨钻、内镜消融电极、椎板咬骨钳、髓核钳、神经拉钩等;微创固定系统:各种经皮椎弓根螺钉系统及配套工具;融合设备:可在内镜通道下置入的椎间盘处理器械、椎间隙试模、常规或可撑开椎间融合器及相应配套工具。如条件允许还可配置脊柱导航或脊柱手术机器人系统。

Endo-LIF 手术和开放融合手术适应证基本相同,因此能够有效治疗以下脊柱疾病:巨大型腰椎间盘突出症、腰椎间盘突出症合并腰椎失稳、复发性腰椎间盘突出症、Ⅱ度以内腰椎滑脱症、重度腰椎管狭窄症、腰椎邻近节段翻修、退变性脊柱侧弯等。

53. Endo-LIF 手术是要在脊柱上"打钉子"或者"放垫片"吗

Endo-LIF 手术本质上属于腰椎融合术,其手术目的是在完成腰椎神经减压的基础上稳定脊柱,以提供最佳的手术治疗效果,防止症状复发。因此,为提高手术稳定性,需要在患者体内置入内植物,即需要在脊柱上"打钉子"或者"放垫片"。

目前主要分为两种技术：椎间融合器辅助螺钉固定（"打钉子 + 放垫片"手术）及单纯置入椎间融合器（仅"放垫片"手术），至于如何选择这两种手术方式，医生需要考虑各方面因素，例如患者体重、骨密度、椎间盘形态及椎间融合器的材料等。

本团队在 Endo-LIF 手术中单纯采用钽金属椎间融合器，不辅助腰椎螺钉固定，在减少手术出血、缩短手术时间的基础上，获得了良好的临床效果及脊柱融合结果。

相比于全脊柱内镜手术，Endo-LIF 手术需要在术中置入内植物（包含"钉子"及"垫片"），为保证精准、安全，透视次数会增加。为了提高螺钉及椎间融合器置入的安全性及减少射线使用，本团队引进了目前国际上最为先进的脊柱导航及机器人设备。我们前期的研究表明，采用导航及机器人技术能够明显减少患者的射线暴露，并增加手术安全性。

但是，也正是因为 Endo-LIF 手术增加了螺钉固定及融合器置入的步骤，因此手术时间相应延长，但是在熟练操作的基础上，手术时间与常规开放腰椎融合术相比无明显差别。

同时，根据具体手术方式的不同，伤口的数量也会发生变化，如果只是"放垫片"，手术只有一个切口，但是为了实现"垫片"的安全置入，手术切口会比单纯脊柱内镜手术大。另外，如果是采用"打钉子 + 放垫片"手术，

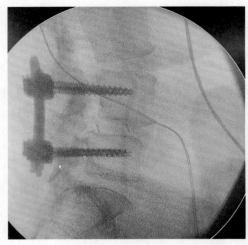

Endo-LIF 手术置入椎弓根螺钉和融合器

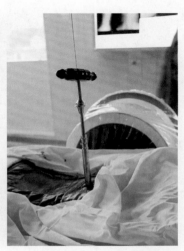

Endo-LIF 手术需经皮置入椎弓根螺钉

一般需要在患者体内置入 4 枚螺钉，手术医生可以根据手术情况，调整手术切口的数量，手术伤口一般在 4~5 个，每一个切口的长度一般较单纯内镜手术略长。

54. 什么是 ULBD 手术，具有哪些优点

ULBD 手术即单侧椎板切除双侧椎管减压手术，是近几年来新兴的微创脊柱内镜手术，主要是通过单侧半椎板切除达到双侧椎管减压的目的，适用于具有双侧下肢症状的椎管狭窄患者。该技术作为脊柱微创手术，可以在充分保留腰椎后方稳定结构的前提下，对双侧侧隐窝及中央椎管进行有效的减压。

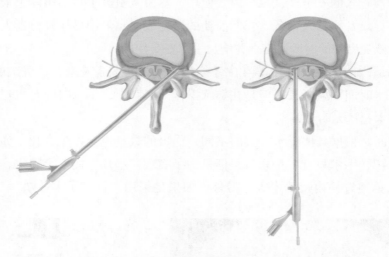

ULBD 手术示意图

ULBD 手术可选择全脊柱内镜或 UBE 手术技术，因此需要配备全脊柱内镜、关节镜及相应手术器械。医生应具有常规脊柱内镜手术技能及镜下磨钻、骨刀、环锯等减压操作技术。

ULBD 手术能够有效治疗以下脊柱疾病：腰椎间盘突出、脱出症（双侧症状明显者），重度腰椎管狭窄症，轻度腰椎滑脱症，并适用于需镜下减压融合者。

ULBD 可以经单侧入路，完成直视下中央椎管、双侧侧隐窝和神经根的减压。因此具有以下优点：

（1）手术适应证更广，能有效治疗复杂腰椎疾病。

（2）单侧入路双侧减压，减压效果更好，避免双侧穿刺及双侧减压，因此更加微创。

（3）对软组织及骨性结构破坏少，稳定性影响小，一般可不用内固定。

（4）避免术中反复透视，术中透视次数更少。

ULBD手术能够更加方便及有效地处理复杂腰椎退变性疾病，理论上手术时间较全脊柱内镜手术有所增加，但是一般情况下ULBD手术时间不会超过开放手术时间。

ULBD手术一般是在单侧建立了一个工作通道，所以患者腰背部会有1个切口，手术切口一般在7mm左右，手术后瘢痕不大。如采用UBE技术则需2个小切口。

55. 激光技术应用在脊柱内镜手术中风险大吗

激光技术享有很高的科技美誉，新型镜下激光系统的研制也是医用激光器发展的重要课题。比如借助各种内窥镜的治疗通道，激光束在新型低损耗光纤中传输，最终到达内腔疾病的靶组织，并将其汽化切割，较传统腔镜手术或开放手术，极大地提高了手术的效果，减少患者的痛苦。

目前，随着脊柱内镜技术的快速发展，多种镜下高能量设备也取得长足进步，同时也让外科医生和患者有了更多的选择余地，如等离子电刀、双极射频电刀、超声骨刀等技术都能取得较好的疗效。传统的激光技术因其成熟安全、精准的特点，也已应用在椎间盘疾病的治疗当中，而且效果不错。

通常手术操作是在静脉麻醉下进行，整个手术过程患者是知晓的，并且需要全程配合。手术在全程直视下进行，安全性能高，炎性反应小，术后恢复较快，有利于尽快康复。

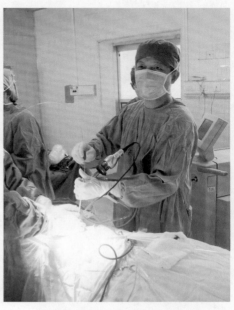

激光技术应用于脊柱内镜手术

56. 哪些激光技术可用于脊柱疾病的微创治疗

随着激光技术的不断发展，激光技术在医学领域中的应用也日益广泛，可供临床选择的激光的频谱越来越丰富，可调节的能量、脉宽等指标也越来越多。随着光纤材料的发展，激光治疗设备与内镜结合用于多种疾病微创手术治疗越来越广泛，其中包括脊柱疾病的微创内镜激光治疗。

目前，医用激光设备按照其功能可分为治疗和诊断两大类；按照激光器的工作物质分类，包括固体激光（Nd：YAG，钬激光，Er：YAG等）、半导体激光，以及气体激光（二氧化碳激光等）；按照工作方式可分为连续和脉冲，其中脉冲激光设备又可根据脉宽的宽度进行划分，如皮秒激光、飞秒激光。现在应用于脊柱微创外科的激光主要有 Nd：YAG，钬激光以及半导体激光，根据不同的身体组织选择单频或多频脉冲。

激光技术在脊柱疾病的治疗上不断进步，但其设备较为复杂昂贵，对医生的要求也较高，一般需要参加专门的激光技术操作培训，熟练掌握激光设备的特性才能在外科操作上得心应手。

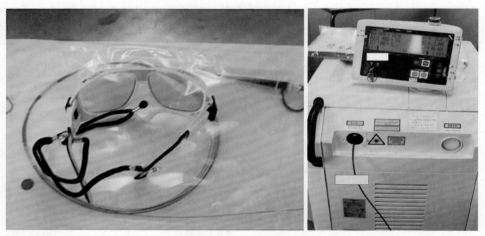

应用于椎间盘突出治疗的部分激光设备

57. 目前的内镜下激光治疗技术和以前的激光椎间盘切除术是一回事吗

早在 1986 年，欧洲学者 Choy 率先使用激光技术治疗腰椎椎间盘疾病，其手术称为激光椎间盘气化减压（PLDD）技术。这项技术常选用波长为 1 064nm 的 Nd：YAG 激光，临床使用中功率通常为 10W 以上的辐射功率，如功率过大或穿透率过强均可造成周围组织热损伤，随之带来终板炎、神经根损伤甚至粘连等并发症的出现。

早期的经皮激光腰椎间盘切除术，是在盲视下开展，整个手术过程中存在较高的神经根损伤风险。现在脊柱内镜辅助下的激光腰椎间盘切除术，使得手术过程由盲视转为可视，能够在直视下进行髓核精准消融减压，神经减压过程全程可视，降低神经损伤风险，降低炎性因子浓度，减轻炎症刺激，可精准控制椎间盘突出物的回缩，手术效果更加明确。目前，这项高科技术正在推广普及并逐步扩展手术适应证。

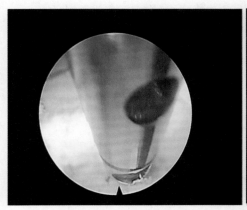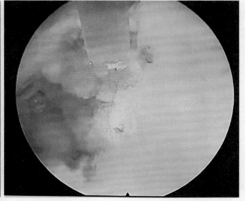

脊柱内镜下激光消融突出髓核

58. 内镜下激光治疗技术的适应证和禁忌证分别是什么

内镜下激光治疗技术目前主要适用于以下患者：颈、腰椎间盘源性疾病；椎间盘突出压迫造成神经根症状；MRI 或 CT 检查明确腰椎间盘突出，同时突出节段和部位与临床表现相符，单侧椎间盘突出＜ 1/3 椎管容积。

而罹患以下脊柱疾病的患者，目前仍然不适用于该技术进行治疗，主要包括：游离型椎间盘突出症、椎管狭窄、坐骨神经炎或有多节段突出椎间盘；椎间盘突出 ≥ 1/3 椎管容积，腰椎滑脱Ⅱ度以上，马尾综合征表现，近期48h内进行性运动障碍（主要肌群肌力＜3级）；急性感染、妊娠、肿瘤、结核、腰椎骨折、腰椎手术史；严重心血管、消化系统疾病，自身免疫性疾病，血液系统疾病，内分泌和精神疾病等。

延伸阅读

内镜下激光治疗技术的优缺点

优点：①住院时间缩短及住院费用较少；②手术中出血少，手术直视下进行，安全性更高；③脊柱稳定性更好；④激光束背向远离神经根和硬膜囊，操作更加安全；⑤脊柱内镜辅助手术，符合微创手术理念；⑥并发症明显较少。

缺点：①手术适应证较窄；②使用该技术需要较昂贵的激光设备，对手术室的条件要求较高；③术后可能出现复发以及终板炎症。

国内高性能脊柱专用激光设备起步相对较晚，仍有很大的进步空间。

第四章　人工智能在脊柱微创手术中的应用

59. 脊柱手术导航系统和北斗全球卫星导航系统一样吗

自古以来，北斗七星就被赋予了指南的功能，用以指引方向、分辨四季、标定时刻，中国人对"北斗"一直有着熟悉而亲切的感情。由我国独立自主研发的北斗全球卫星导航系统不仅可以用于航空、高铁、公路系统的导航和定位，还能为城市和农村等提供位置和时间信息，起到了服务全球、造福人类的巨大作用。

脊柱外科手术也有自己的"北斗导航系统"，我们称之为"脊柱手术导航系统"，也可称其为脊柱外科医生的"透视眼"。脊柱解剖结构复杂，加上每个人的解剖位置都不一样，主刀医生若一不小心，就有可能伤到附近的血管、神经、重要的脏器组织。因此，微创化、安全化、精准化成为现代脊柱外科手术发展的方向，脊柱手术导航系统应运而生。

计算机辅助下脊柱手术导航技术是一种融合了现代电子计算机和立体三维医学影像技术的外科手术辅助技术。在脊柱手术中，患者的影像相当于地图，导航系统相当于卫星。医生将术前 CT 扫描得到的图像文件，输入计算机，通过注册将三维图像与实际解剖结构匹配后进行导航。主刀医生可以在术前规划时根据立体的三维影像和各个层面的图像，制定出最优化的手术方案；并且能在术中即时更正路径规划与导航，避免伤害到周围的神经血管等重要器官组织，大大提高了手术的安全性。

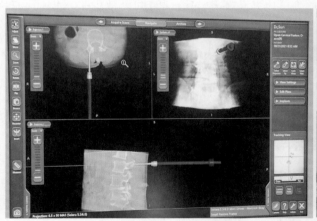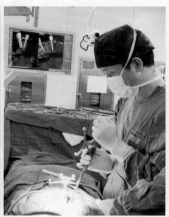

导航下精准置入椎弓根螺钉

60. 脊柱手术导航系统有哪些优势

首先，脊柱手术导航系统可以提供精确的定位，实时图像引导手术，能够让手术医生清楚地了解手术器械及椎弓根钉植入的位置和方向，提高手术准确度，极大地减少血管、神经及重要脏器损伤的发生率。相比传统徒手置钉，手术导航系统辅助椎弓根螺钉置入主要有以下优点：

（1）缩短置钉时间：O臂机导航系统术中仅需数十秒即可获得高质量的CT扫描图像，并在30秒内实现三维重建，与手术导航系统连接后，可以清晰地显示手术器械与椎弓根、椎管和椎体的关系，省去了反复C臂机透视下置钉的繁琐过程，减少手术辐射和时间。

（2）提高置钉准确性：手术导航系统可以实现高度可视化置钉，通过注册的探针或导锥的指引，可以清晰显示预置钉道的位置及角度。当图像提示有穿透椎弓根皮质或角度不佳时，可及时调整进针方向。避免了传统经验定位时由于解剖变异，依靠手感探测导致的不准确性，防止误入椎管和损伤椎体前方重要血管、脏器，特别是对于颈椎椎弓根螺钉的置入更有意义。

（3）确保手术安全性：术中O臂机导航系统可以在植入椎弓根螺钉后，即刻对螺钉进行CT扫描，发现位置不佳的螺钉可及时重新植钉或去除，避免了再次手术。

总之，脊柱手术导航系统可以减少术中的透视时间，减少手术创伤，减少不必要的操作和重复操作。特别是在解剖结构越复杂、脊柱畸形程度越严重时，越可以体现出导航技术的优越性。

延伸阅读

脊柱手术导航系统对医生的好处

此系统还可以提高脊柱外科医生对手术部位脊柱解剖结构的分辨识别能力，主刀医生能够全面了解术中脊柱脊髓的解剖，同时也为年轻脊柱外科医生的水平提升提供了极大的便利。

脊柱手术导航系统使脊柱外科手术更加微创化。有了脊柱手术导航系统，医生可以开展更多方式的微创脊柱手术，更多地保留了脊柱的正常解剖结构，加速了患者术后功能的恢复。

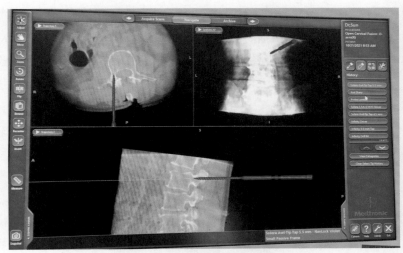

导航下进行注册及模拟手术路径

61. 目前脊柱手术导航系统主要有哪几种

脊柱手术导航系统主要分为：术前 CT 影像导航、术中 X 线二维成像导航、术中三维 C 臂机成像导航、术中 O 臂机成像导航、术中 MRI 成像导航等。

（1）术前 CT 影像导航系统：利用术前 CT 扫描得到的图像文件，输入计算机，通过注册将三维图像与实际解剖结构匹配后进行导航。CT 导航可以提供高质量的三维图像，但是术前 CT 影像导航系统目前仍存在术中手工注册过程比较繁琐、图像配准时间较长，术前和术中患者体位变化会引起图像漂移等不足。

（2）术中 X 线二维成像导航：即采用术中 C 臂机采集的 X 线透视图像进行实时导航定位，应用方便。但只能得到二维导航图像，且图像质量一般，手术精度受到一定的限制。

（3）术中三维 C 臂机成像导航：术中三维 C 臂机可以自动连续旋转，采集数字图像，自动完成三维重建与注册，即时引导手术，可以与患者解剖结构实现精确对应。但是对于多节段的脊柱手术需要多次采集图像，而且图像质量与术前 CT 三维导航仍有一定差距。难以精确反映复杂的解剖关系，严重畸形或肥胖患者的图像质量得不到保证。

（4）术中CT影像导航：术中由手术体位获得CT数据并进行实时更新，可减少潜在的导航误差。扫描时让手术医生离开手术室，减少对手术医生的辐射。但术中CT影像导航设备较术前CT导航占用更多的空间，且需要额外的人员来控制操作。

（5）术中MRI成像导航：可提供接近实时的MRI图像，获得更好的软组织分辨率。但骨组织分辨力较差，限制了它在脊柱螺钉内固定手术中的应用。

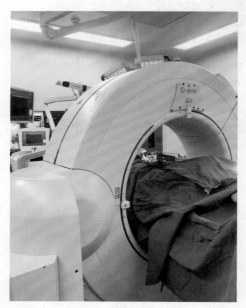

术中O臂机扫描

（6）术中O臂机成像导航：O臂机导航可以在术中短时间内获得高质量的三维图像，直接输入导航计算机中自动完成匹配、注册，并能实时跟踪手术器械及对应解剖结构，使主刀医生几乎在直视下进行手术，极大地提高了置钉的精确性，精确指导医师完成手术操作。O臂机成像导航系统被称为"脊柱外科手术的GPS"，是目前最先进的手术导航系统。但设备昂贵，需专人操作。

62. 手术导航系统在脊柱微创手术中可以发挥什么作用

脊柱内镜手术中利用手术导航系统辅助定位可以使穿刺针安全到达手术靶点，提高穿刺成功率，减少穿刺次数，缩短手术时间，使脊柱内镜手术操作更加精准、微创、安全。手术导航系统使医生有了一双"透视眼"，既可以达到微创的目的，又可以精准定位，并且明显减少术者和患者受到的辐射。

在骨质疏松性骨折椎体成形术中，手术导航系统可以建立起手术器械与患者术前影像资料之间的联系，将患者手术部位解剖结构和X线影像准确对应。术中导航则可以实时、动态跟踪手术器械的具体位置，并以虚拟图像的形式将手术器械的位置、角度、深度在显示屏上实时更新。主刀医生可由此制定手术方案，建立最佳的进入路径，使手术安全、精确地进行，能最大限度地避开危险区域，从而使穿刺针偏离方向、骨水泥渗漏等并发症大幅度降低。还可以同时对多个椎体，以及单个椎体双侧进行图像注册并同时进行手术，能大幅度减少手术医生和患者的 X 线辐射剂量，减少手术中创伤，缩短手术时间。

在经皮椎弓根螺钉内固定术中，光学实时导航系统通过术中扫描实时监测，可以用于指导经皮椎弓根螺钉的置入，可以在术中为手术医生提供高质量的三维 CT 图像，实时跟踪手术器械，指导经皮椎弓根螺钉精准置入。据统计，O 臂机实时导航系统置钉准确率可达 95% 以上。

63. 手术导航系统还可以应用于哪些脊柱手术

（1）脊柱退变性疾病

脊柱手术的主要目的是解除神经压迫，同时重建脊柱稳定性。致压物是否切除彻底，直接影响最终的手术效果，但盲目扩大减压会导致脊柱稳定性的丧失，所以如何精准减压成为保证脊柱术后疗效的关键所在。在 O 臂机导航系统的辅助下，可以保证术中病灶切除彻底，降低复发率，且不过度损伤周围组织，实现了安全有效的精准减压，还可以检验术后减压是否彻底，保证了手术疗效。

（2）脊柱侧弯

椎弓根螺钉内固定技术是目前治疗脊柱侧弯最常用的矫形方法。传统的脊柱侧弯手术，椎弓根螺钉的置入主要依赖术者对解剖标志的辨认和术中 C 臂机 X 线机的透视定位，所以存在椎弓根螺钉置入不理想的可能，特别是对于存在椎体旋转、侧凸，以及椎弓根发育异常的情况，置钉难度大、风险高，易导致血管、神经的损伤，造成严重的并发症。而 O 臂机导航系统的使用，通过术中扫描自动匹配，实时显示器械的位置。此外，脊柱矫形往往需要切除部分椎骨来纠正畸形，由于其非正常的解剖结构，损伤脊髓、神经、血管的风险大大增加。计算机辅助导航技术通过实时监控，能够做到安全、精确地完成截骨矫形，降低并发症的发生。

（3）脊柱肿瘤

复杂的脊柱肿瘤周围血管、神经结构密集，难以精准定位肿瘤以确定切除的范围。O 臂机导航技术使术者能够实时地直观看到 CT 显示的三维的肿瘤边缘，精准定位肿瘤并描述周围毗邻关系，确定手术路径，使术前设计的理想的切除范围具有可操作性和可视性。同时实时影像导航和 3D 影像重建为脊柱肿瘤精准切除提供了技术支撑，大大提升了全脊柱肿瘤整块切除水平及术后效果。O 臂机导航技术的应用极大提高了脊柱肿瘤微创治疗和精准切除的效率，减少了手术出血，提高了手术效率，同时降低了术中辐射暴露损伤。导航引导下可以实现安全准确地置入直径更大的螺钉，获得了更强的内固定，降低翻修手术率。

术中导航系统还可以用于原发性脊柱肿瘤治疗中开展的组织活检、椎板切开、肿瘤切除等，结合导航系统的射频消融技术还可以用于转移性脊柱肿瘤微创姑息治疗。

（4）复杂脊柱骨折

寰枢椎骨析由于骨折靠近生命中枢，损伤后可导致上颈椎不稳定，进而导致患者出现高位截瘫，甚至危及生命。对于某些复杂的寰枢椎骨折，常规手术无法有效固定寰枢椎，只能选择枕颈融合术，术后会影响患者的颈椎旋转功能，降低生活质量。而有了计算机辅助导航系统，可以通过对寰椎周围解剖结构的分析，在置入螺钉前了解椎弓根有无变异，从而确定螺钉型号、方向和角度；主刀医生可以及时调节进针角度和方向，从而精准地置入螺钉，对比传统仅靠 C 臂机透视下置入螺钉的方法能显著提高准确率；可减少周围

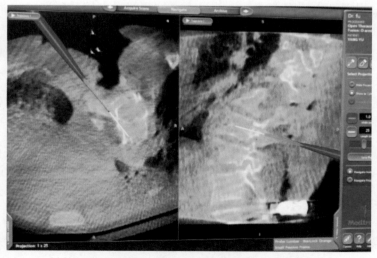

计算机导航辅助下的脊柱侧弯患者椎弓根螺钉的置入

不必要的组织剥离，减少患者创伤，提高骨折和植骨愈合率；缩短手术时间，减少出血量，缩短麻醉时间，有利于患者术后康复。

（5）脊柱畸形术中截骨

经椎弓根楔形截骨术可以治疗陈旧性胸、腰骨折后凸畸形，但截骨过程中难以精准判断椎体内截骨角度，进而影响截骨面对合，医生也很难直视下判断截骨深度；而利用计算机辅助导航技术与患者的原始 CT 数据分析，可以精准定位截骨角度，明确截骨的边界位置，充分发挥其定位、指示与辅助的作用，减少周围不必要的软组织剥落，减少患者创伤。

64. 什么是脊柱外科手术机器人

机器人手术系统是集多项现代高科技手段于一体的综合体，而脊柱外科机器人手术其实就是在脊柱外科手术中运用机器人手术系统。所谓的机器人手术系统，其实并不是很多人幻想的那种仿真机器人代替外科医生，独立完成患者的手术；相反，机器人系统并没有所谓的"人形"，而是由机械臂主机、光学跟踪系统、主控台车构成的。如果大家之前对机器人手术有所了解的话，可能就知道其实这种就是所谓的"达芬奇机器人手术系统"：医生通过主控台车的操作系统来远程控制机械臂，在光学跟踪系统影像学的引导下来完成手术操作，这就是机器人手术的基本过程。

其实，机器人手术更形象的叫法应该为"机器人辅助下的手术"，是医生在机器人系统的引导帮助下来完成手术的操作，从而使得操作更加精细，避免手抖等问题的出现。

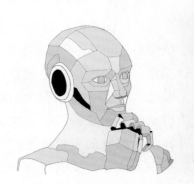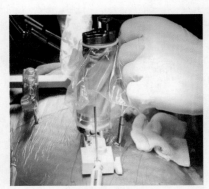

左图：你以为的脊柱手术机器人；右图：真实的脊柱手术机器人

65.临床上所使用的手术机器人包括哪些类型

目前临床上使用的机器人可分为两种。

（1）椎弓根螺钉辅助置入机器人

从名字上看就可以推测出，这类机器人主要是在脊柱外科手术过程中帮助外科医生置入椎弓根螺钉。手术可以分为 4 个步骤，包括术前规划、安装支架、匹配术前 CT 与术中透视图像、人机配合进行手术。

术前规划：在手术前医生先将病人的信息全部输入手术机器人系统，机器人根据所输入的 X 线片、三维 CT 和磁共振等影像学资料，在虚拟 3D 环境中使用手术规划软件创建手术方案；同时在电脑上重建患者的 3D 脊柱模型，360° 全方位分析病人的解剖结构，规划好螺钉的尺寸以及进钉的角度，使得置入椎弓根螺钉的定位精确度误差小于 1mm；而且还能在 3D 模型上进行手术预先演练，大大降低了手术风险。

安装支架：手术平台与患者脊柱牢固相连，确保获得最大精度。

匹配术前 CT 与术中透视图像：术中透视图像与术前 CT 等影像学资料进行相对位置匹配，精准定位目标靶点。

人机配合进行手术：手术开始后，医生发出指令，调节机器人至准确位置后，再通过机械臂进行作业，它通过预定设置好的轨道定位，迅速而精准地找到需要置入螺钉的位置及角度，配合医生接着完成螺钉置入的过程，完成手术操作。

该型机器人重要的特点是螺钉置入的准确性高，能够减少并发症的发生。

（2）主从式机器人系统

以达芬奇机器人为例，由 4 个手臂组成：3 个用于手术操作，1 个用于摄像头，由 2 个手动部分和 2 个脚踏控制。外科医生完全控制和操纵主系统，通过可视化屏幕进行操作，由机械部分组成的从属系统，按照外科医生控制的主系统发出的计算机指令（通常是操纵杆移动）进行

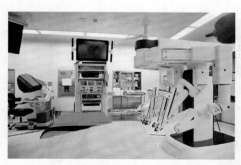

达芬奇手术机器人设备

手术操作。但这类系统目前还是主要用于软组织的手术，在脊柱外科领域运用并不多。

66. 达芬奇手术机器人和脊柱手术机器人有什么区别

说起手术机器人，很多人最先想到的是达芬奇手术机器人。那么脊柱手术机器人和达芬奇手术机器人有什么区别呢？其实，达芬奇机器人本质上是一种高级机器人平台，由外科医生控制台、床旁机械臂系统、成像系统三部分组成。从医学的角度来说，达芬奇机器人就是高级的腹腔镜系统。它在进行手术操作时也需要机械臂穿过胸部、腹壁等，其设计的理念是通过使用微创的方法，实施复杂的外科手术。达芬奇机器人主要针对软组织（如胃、胆囊、肾、前列腺等），主要解决腹腔镜下的微创手术操作问题，对于脊柱手术这块"硬骨头"束手无策。脊柱机器人则是针对硬性组织（比如骨盆、脊柱等）的手术机器人，主要解决微创手术精准定位及螺钉置入的问题。两者互为补充，各领风骚，都是手术机器人里面的杰出代表。

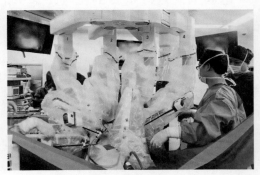 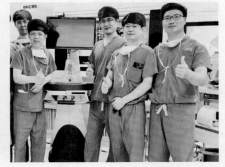

达芬奇手术机器人　　　　　　脊柱手术机器人（医生中间为机器人主机）

67. 脊柱手术机器人会不会中电脑病毒，会不会断电，会不会出错

脊柱手术机器人的工作系统属于人工智能辅助，是一个相对比较封闭的系统，属于内部网络，与外界互联网是不连接的，发生电脑中毒的概率特别小。即使发生了电脑中毒的情况，机器人内部也有自我保护和识别的设置，

并不会执行有损患者健康的手术指令。

脊柱手术机器人内部有备用电池，紧急情况下可以立即开启使用，所以不用担心手术中机器人断电而不工作的问题。

脊柱外科手术中，很关键的一个问题就是要避免产生对周围神经、椎管内脊髓的损害，减少并发症的出现。对于没有机器人辅助的手术来说，医生对患者病变、手术区域、置入螺钉部位的定位都要通过肉眼观察和手术前的X线、CT、MRI等影像学资料来进行推断，但毕竟医生没有透视眼，在2D图像上看到的位置具体定位在患者身上时，难免会出现一些偏差，使得一些脊柱外科手术有一定的并发症发生率，即使有经验的医生也不能杜绝。

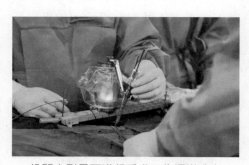

机器人引导下进行手术工作通道建立

对于椎弓根螺钉置入这项操作，徒手操作时为了准确定位，需要反复透视定位、反复尝试，这样无疑就增加了脊髓神经损伤的风险。但是通过机器人系统，可以手术前在电脑上规划好进钉的位置，术中，机器人的机械手臂能精确模仿人手动作。在置入螺钉的时候，主刀医生通过"人工眼"监控着它的一举一动，医生打钉子不一定能打到最佳位置，但机器人能做到。脊柱手术机器人的臂拥有多个自由度，具有人手无法企及的精确性，还可以过滤人手的抖动，使得手术更精细。

总之，脊柱手术机器人能大大提高手术的精确性和安全性。

68. 哪些情况下适合进行脊柱外科机器人手术

目前在脊柱外科领域中，应用最广的是椎弓根螺钉辅助置入的机器人。机器人手术目前主要的作用就是帮助外科医生进行螺钉的置入，因此任何需要脊柱内固定、需要椎弓根螺钉置入的手术都可以运用机器人系统。特别是对于一些手术难度大，进钉位置难以确定的患者，如严重脊柱侧凸等，此时脊柱严重偏离正常结构，给医生的定位增加困难，这时候就特别适合进行机器人手术。

总体来说，目前脊柱外科机器人手术主要适应证为开放／微创和经皮操作的脊柱后路手术。具体手术类型包括脊柱内固定、脊柱侧弯、截骨矫形术、骨水泥技术、肿瘤活检／切除术，微创脊柱内镜入路导向、脊柱肿瘤切除、翻修术等。

（1）椎体成形术：脊柱手术机器人为手术提供了三维高清影像技术，便于术者清晰辨认解剖结构，进行手术操作。脊柱手术机器人辅助监测下，椎体成形术可明显降低骨水泥渗漏的发生率。

（2）腰椎滑脱手术：由于腰椎滑脱导致正常的解剖位置变异，滑脱椎体位置较深，且峡部、上关节突解剖变异，致使经皮置钉时找寻正确的进针点非常困难，尤其对于部分年龄较大的腰椎滑脱患者，运用脊柱机器人经皮置钉可以弥补这些缺陷。与 MIS-TLIF 术式相结合，可用于腰椎滑脱症的微创治疗。

（3）胸腰椎骨折手术：脊柱手术机器人根据术前影像学资料分析，不需要显露解剖标志就可以确定椎弓根螺钉入点、方向、直径及长度，进一步减少对肌肉等软组织的损伤，可辅助完成经皮或经肌间隙微创置钉。机器人辅助植钉相比于单纯 C 臂机透视下植钉可显著提高置钉效率，减少植钉时间和透视次数，减少手术时间，减轻手术损伤。

（4）脊柱侧弯矫形手术：术前将全脊柱三维 CT 扫描数据输入机器人规划软件，进行术前规划。对每个手术椎体进行逐一分析，设定合适的螺钉长度、直径，以及理想的进钉点及进钉角度，多个方位确认预置螺钉位置，最后由引导系统 3D 成像，逐一检查并核对螺钉位置，避免椎弓根螺钉穿透，损伤硬膜囊及神经根。

手术过程中，进一步评估术前规划方案中椎弓根螺钉位置，对螺钉钉道进行微调，使椎弓根螺钉处于最理想位置。机器人主机调整机器人姿态，根据侧弯形态、侧弯角度和需固定的节段长度，完成椎弓根螺钉置入，最后行截骨、置棒、矫形和植骨。

脊柱机器人辅助下后路椎弓根螺钉内固定矫形术治疗脊柱侧弯可以降低辐射量，减少术中出血，缩短术后住院时间，促进患者术后恢复。

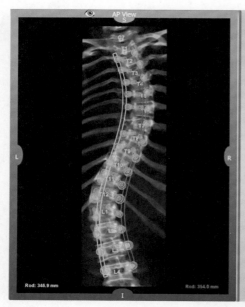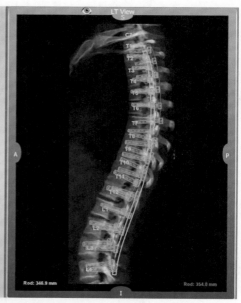

机器人辅助下进行脊柱侧弯手术椎弓根螺钉置入规划

69. 机器人手术属于微创手术吗，有哪些优缺点

一般而言，机器人手术和微创手术其实是两个不同方向的概念：机器人手术是手术方式的概念，即机器人辅助下的各种手术，而微创手术是指创伤小的手术。机器人手术是不是微创手术，主要还是取决于手术本身是否采取微创的方式进行，如果是开放式脊柱内固定的机器人辅助手术，就是开放手术；如果是机器人辅助的微创术式，就是微创手术。但从广义上来说，机器人辅助手术能够帮助医生精确定位，减少了对周围组织结构的损伤，能够降低患者创伤，因此也可以将其认为是另一种形式上的"微创"手术。

与常规手术相比，目前脊柱外科的机器人手术主要的区别在于置入椎弓根螺钉这一步，常规手术是医生根据患者的影像学资料，"凭感觉"确定进钉位置，然后置入螺钉；而机器人手术则是通过提前在电脑上规划好的部位，利用机器人系统准确定位进钉位置，从而减少人工定位的误差。

如前所述，机器人手术主要的优点在于手术内置物的置入精确、辐射暴露减少、手术时间缩短、手术切口缩小。但机器人手术也面临着复杂脊柱手术应用受限、不能覆盖全手术过程、费用高昂、手术技术难度大、需要前期充分学习等缺点，这些缺点阻碍了机器人手术临床大范围的推广使用。

70. 机器人手术的疗效有保障吗

相比常规手术，机器人手术的优点还是比较多的，随着主从式机器人和螺钉辅助机器人技术的不断改进，如果还能解决手术机器人造价昂贵的问题，机器人辅助手术将来可能成为脊柱外科手术的标准设备。随着主从式机器人的进步，可能将来也能在脊柱外科领域广泛应用，医生可以远程通过操作台控制机械臂，用精细的机械臂代替医生的手来进行脊柱外科的手术，也防止了医生可能在长时间工作中出现手部的"不稳定性"。同时机械臂设计的精细化也使更多精细化操作成为可能。因此，机器人手术在脊柱外科领域甚至是整个医疗行业的发展前景都是十分广阔的，随着机器人技术的不断进步，治疗效果也会不断得到改善。

综上所述，机器人手术的疗效是具有充分保障的。同时，由于机器人系统的精确性，其手术疗效甚至会比常规手术更好。

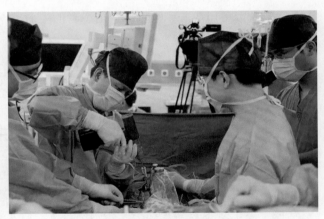

机器人辅助脊柱外科手术

特别提醒

机器人手术费用昂贵

机器人手术的费用要远高于常规手术方式，患者可以根据自身的实际情况、医生的建议等多方面因素综合考虑是否采用。同时也要提醒大家，一定要选择机器人手术经验丰富的医院进行这项手术。

71. 脊柱手术机器人能替代医生吗，能远程遥控吗

在科幻电影《普罗米修斯》中，太空飞船中的手术机器人具有高度智能化的技术能力。女主角被寄生虫感染，手术机器人不仅全程接管女主角的全面治疗，还自主分析，将不明寄生虫给消杀掉。电影中的手术机器人智能化的程度非常高，完全可以作为全能的外科医生独当一面。

而现实中的手术机器人与电影中的全自动化程度还相差太远，现下的手术机器人还不能做到完全替代医生。在实际的手术过程中，手术机器人无法根据患者术中的病理变化作出实时判断，需要医生根据实际情况判断决策、做一些调整。手术机器人是以辅助者的身份参与手术的过程，在决策层面，还是以医生为主，这种情形短期内很难改变。

因此，再先进的机器人也取代不了医生。脊柱手术机器人的部分工作可以在医生的遥控下完成，但是整个手术的精准性和安全性还是需要医生来操控。所以大家可以放心，医生不会把患者的生命健康安全完全托付给一个"机器人"。

延伸阅读

偏远地区患者的便利未来

外科导航和远程手术系统配合脊柱微创机器人，在即将到来的5G时代，可进行远程实时会诊、应急救援指导，外科医生可以开展更加复杂的手术，将来甚至可以不直接接触患者，而是通过计算机控制的机器人进行远距离遥控手术。畅想一下，偏远地区、医疗技术不发达地区的严重脊柱疾病的患者，将来不需要跋山涉水，在自己老家就可以接受高难度、高风险手术，更多的患者将享受到高科技和人工智能带来的微创、安全和便利。

72. 机器学习在脊柱疾病诊断中的优势在哪里

机器学习技术应用在脊柱疾病的临床诊断中可以减少医生工作量，提高诊断效率和诊断质量，降低误诊率。

根据文献调研来看，机器学习技术在脊柱方面应用最广的是放射成像领域，并在术后结果预测、康复评估等领域也有一些进展。将机器学习技术用于计算机辅助诊断与分析是智能医疗的关键。医学影像是诊断脊柱疾病的重要手段，许多研究根据医学图像来设计脊柱疾病的自动诊断系统，将机器学习用于脊柱图像的病理诊断已涵盖了多种类型的疾病，例如脊柱畸形和脊柱退行性疾病等。机器学习技术在脊柱疾病中的诊断与分析还包括利用其他类型的数据对患者进行术后结果预测以及临床步态分析等。

目前，机器学习已经用于脊柱疾病的早期诊断、预测、术前规划、治疗和疗效评估等各个方面。随着人工智能的不断发展，以神经网络为代表的机器学习模型得到了有效训练，无论是对于文本数据集还是影像数据集的学习，模型都可以从中获取精妙的特征信息，辅助医生进行高效诊断，进而根据每一位患者的影像学特征，提出适合每一位患者的个体化治疗方案和手术规划。

但是，针对图像数据集而言，以往的机器学习是基于单模态影像训练模型，而医生的人工诊断往往需要通过不同的影像资料进行综合评估分析，才能够得出一份完善的治疗方案，进而作出手术规划。因此，目前的研究开始对多模态的影像学数据进行整合分析，进而获取更精确的诊断结果，这对于进一步提出更加精确的术前规划无疑有着十分重要的意义。

同时，建立大规模的脊柱病患数据库是决定机器学习模型在该领域成败的关键，毕竟目前可用于研究的医学数据量还是很少，也许接下来机器学习会着重结合小样本的脊柱疾病，充分发挥迁移学习、半监督学习和增强学习等技术的作用，促进智慧医疗的进一步发展。相信机器学习技术可以协助医生在影像学诊断和术前规划等领域作出更快、更精准的决策。

常见脊柱疾病的微创治疗和康复

消除误解、辨清是非，能帮你在迷惘困惑、
左右为难时走上"对"的路

第一章　胸腰椎间盘疾病的微创治疗

73. "老腰痛"是腰椎间盘突出引起的吗

在医院的门诊，经常会遇到腰痛的患者，到诊室后开口的第一句话就是："医生，我的腰老是痛，是不是得了腰椎间盘突出啊？"其实，腰部疼痛的原因有很多，腰痛并不一定都是腰椎间盘突出。

引起腰痛的常见原因之一就是腰肌劳损。腰肌劳损是指腰部肌肉、筋膜的劳损性病变，长期弯腰工作的体力劳动者如建筑工人、快递员或者长期坐办公室的白领容易得这种毛病。因为腰椎的骨头结构没有发生病变，因此患者的疼痛程度也较轻，对腰椎活动影响也不大，大多可以坚持工作，只是腰肌劳损不容易好，容易反复发作。

如果老年人在弯腰拾物、起床、打喷嚏后突然觉得腰部疼痛剧烈，那一定要警惕脊柱骨质疏松性骨折。由于骨质的流失，老年人的椎体即使只受到很小的外力，都可能导致骨折。这种骨折，患者在床上休息时疼痛可以缓解，但是起床时腰痛加重，翻身也感到困难。

如果是原本就有癌症的患者，突然出现腰痛的情况，那一定要注意腰椎转移癌的可能，最常见的有肺癌、乳腺癌、肾癌、前列腺癌及甲状腺癌等。腰椎转移癌常常有其他的表现，比如夜间疼痛比较明显、吃不下饭、一段时间内瘦得比较厉害等。

还有一些疾病，比如腰椎管狭窄、小关节紊乱、骨质增生、腰椎滑脱、骶髂关节炎、强直性脊柱炎、妇科炎症、动脉瘤、泌尿系结石等，都会引起腰痛，所以说腰痛并不一定是腰椎间盘突出。长期腰痛一直不见好的患者，应该及时到正规医疗机构接受检查及治疗。

74. 明明腿痛，医生为什么说是腰椎间盘突出症

并不是所有的腰椎间盘突出都会引起腿部疼痛麻木，只有当突出的腰椎间盘压迫或刺激到椎体后方的神经或神经根，才会引起腿部的放射性疼痛（顾名思义，是从一个点向周围放射样分布的疼痛）。

　　有的患者很不理解，自己的症状明明在腿部，医生为什么会诊断腰部出了问题呢？因为控制我们腿部感觉的神经是从腰椎发出的，就像我们房屋的电路一样，总开关可以控制整个房子的灯。因此，虽然患者腿部疼痛麻木，但致病因素却是来自腰椎发出的神经根受到压迫导致，所以医生会说患者的腰椎间盘突出了。

　　腰椎间盘突出症主要有以下症状。

　　（1）腰部疼痛

　　大多数腰椎间盘突出的患者都有腰痛，有些患者可在有明确的扭伤或外伤后出现，但有的患者却无明显的诱发因素。腰痛的范围比较广泛，但主要在下腰部及腰骶部，以时重时轻的钝痛为主，急性期可有撕裂样锐痛，平卧时疼痛可以减轻，久坐或弯腰活动时疼痛加重，疼痛可使腰部活动受限。

　　（2）一侧或是双侧下肢放射痛

　　下肢放射痛可在腰痛发生前出现，也可在腰痛发生后或同时出现。疼痛主要沿臀部、大腿及小腿后侧至足跟或足背，呈放射性刺痛，严重者可呈电击样疼痛。为了减轻疼痛，患者往往采取屈腰、屈髋、屈膝、脊柱侧弯的保护性姿势。放射痛一般发生在一侧下肢，即髓核突出的一侧，少数中央型突出患者可出现双侧下肢放射痛，一般一侧轻，一侧重。下肢放射痛的直接原因是因为突出物及其代谢产物对神经根的刺激。

　　（3）下肢麻木及感觉异常

　　下肢麻木的发作一般在疼痛减轻以后或相伴出现，其机制主要是突出物机械性压迫神经根的本体感觉和触觉纤维，麻木或是感觉减退区域与受累的神经根相对应，下肢的感觉异常主要是发凉、患肢温度降低，尤以脚趾末端最为明显。这是由于下肢的交感神经纤维受到刺激，引起下肢血管收缩的缘故。

　　（4）肌力减弱或瘫痪

　　突出的椎间盘压迫神经根很严重时可产生神经麻痹而致肌肉力量减弱甚至瘫痪，这多为腰4/5椎间盘突出，腰5神经根受压麻痹所致，表现为伸踇力或屈踇力下降，重者表现为足下垂。

　　（5）间歇性跛行

　　患者行走时，随着行走距离的增加而加重腰腿痛的症状，在休息一段时间以后又可行走，再走相同的距离又出现相同的症状。这是由于腰椎间盘突出后继发的腰椎管狭窄所致。

（6）马尾神经症状

中央型的腰椎间盘突出，若突出物较大或椎管骨性狭窄，可压迫马尾神经，出现会阴部麻木、刺痛、排尿排便无力，女性可有尿失禁、男性可出现阳痿。

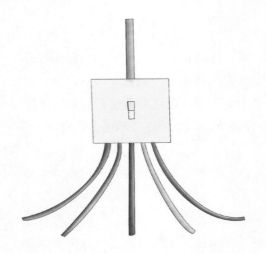

开关可视作腰部脊髓发出的神经根，
电线可视作由神经根发出支配下肢
感觉运动的神经

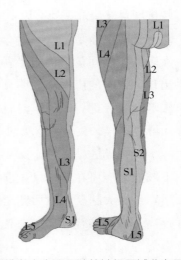

腰椎发出支配下肢的神经区域分布图

75. 得了腰椎间盘突出症，要不要手术呢

同样的腰椎间盘突出，为什么不同的医生对于治疗有不同的意见？腰椎间盘突出症是一种常见的脊柱疾病，但是，80%～90%的初次发作的腰椎间盘突出患者是可以保守治疗成功的。腰椎间盘突出症最科学的治疗方法是阶梯化治疗，即根据患者不同的临床表现、病变程度及身体情况，来选择最佳的治疗方法，达到治愈、康复的目的，在不同阶段采用不同的治疗措施。

第一阶段保守治疗：保守治疗是腰椎间盘突出症患者的首选治疗方案。据统计，有80%的患者通过保守治疗即可使腰腿痛的症状得到明显的缓解，部分患者可被治愈。保守治疗是多种非手术疗法，包括利用药物、腰围、物理治疗、牵引、推拿按摩及针灸等技术对患者进行治疗。

第二阶段介入治疗：腰椎间盘突出症的介入治疗包括经皮激光椎间盘减压术、臭氧治疗、低温等离子射频消融、神经阻滞术等。介入治疗具有创面小、并发症少、适用范围广等特点，在患者疼痛反复发作、坐骨神经痛表现明显，经过保守治疗无效的情况下，可进行介入治疗。

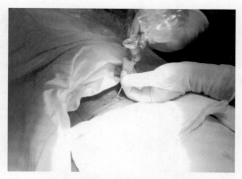

腰椎间盘突出症的介入治疗

第三阶段微创治疗：微创治疗腰椎间盘突出症具有创面小、出血少、患者恢复快等特点。特别是现在脊柱内镜技术的飞速发展，脊柱内镜几乎可以治疗各种程度、各种类型的腰椎间盘突出症，包括以前认为是经皮内镜手术禁忌的，比如钙化性椎间盘突出症、髓核脱出或游离、多节段腰椎间盘突出症等，现在都可以通过脊柱内镜来完成微创手术。

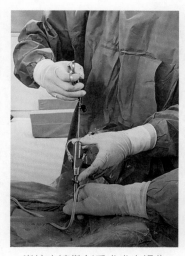

脊柱内镜微创手术术中操作

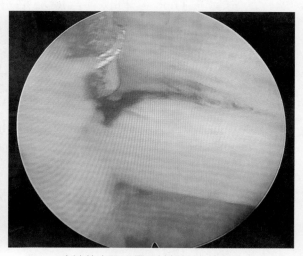

高清放大显示屏下神经根清晰可见

第四阶段开放手术：经保守治疗无效且病情较重的患者，可使用椎板间开窗、半椎板切除术、全椎板切除术及脊柱内固定融合术等常规的手术方法进行治疗。开放手术能彻底切除压迫脊神经及其周围组织的腰椎间盘突出物，从而有效地缓解患者腰腿疼痛等症状。

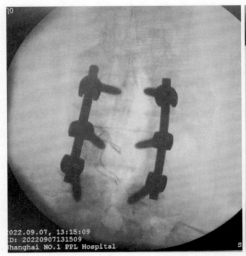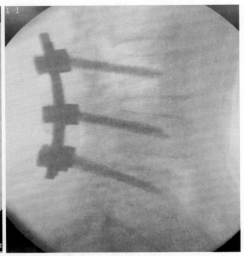

腰椎开放椎弓根螺钉内固定手术

76. 保守治疗时可采取哪些康复治疗手段

保守治疗是大多数脊柱疾病阶梯治疗方案的第一个台阶。在这一阶段，除了必要的休息制动外，康复科的专业治疗和指导是必不可少的。而大部分患者也可以通过保守治疗很好地控制疾病的进展。那么，康复科常用的治疗手段有哪些呢？

对于部分脊柱稳定性尚可、椎间盘突出且有神经根受压症状的患者，可试行脊柱牵引治疗。通过对脊柱施加外力使椎间隙扩大，有利于恢复椎体的正常排列，松开粘连的组织、韧带、筋膜。同时增加了椎体间的负压，帮助突出的椎间盘回复，减少对脊髓和神经根的压迫刺激，从而达到治疗的目的。此操作应在康复牵引床上由专业康复理疗师指导进行，通常应从小重量开始，逐渐增大负荷，完成牵引后最好佩戴颈托或腰围固定，避免因牵引造成椎体间不稳定，反而容易加

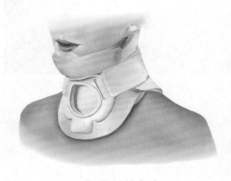

颈托的佩戴方式

重病情。

针灸可以起到通经活络、祛风止痛的作用。按摩属于保健和消除疲劳的方法，接受过短时间培训的按摩师即可操作。推拿则需要通过国家执业医师考试、取得国家认可的行医资格的推拿师方能进行。推拿通过手法对人体体表做功，产生热效应，从而加速了气血的流动；推拿的整复手法可以通过力学的直接作用达到理筋整复、松解粘连的目的；推拿治疗还可以降低椎间盘内压力，增加盘外压力，促进局部血液循环，促使神经根及周围软组织水肿的吸收。因此，在正规医院的康复理疗科进行针灸、按摩和推拿治疗能够起到缓解症状，延缓疾病发展的作用。

物理因子治疗简称"理疗"，是利用各种物理因子，比如电、光、磁、热等作用于人体，根据其产生的物理效应来达到治疗及康复的目的。理疗具有无痛苦、副作用少、疗效持久等特点。理疗能够刺激神经末梢或穴位经络，改善血液及淋巴循环，降低感觉神经的兴奋性，抑制疼痛信号传导，控制病原菌和促进炎症的吸收、消散等，是腰椎间盘突出症保守治疗的重要手段之一。常用的理疗方法包括：电流药物离子导入疗法、电疗法、磁疗法、蜡疗法等。专业的理疗师会根据患者病情特点来选择不同的物理因子疗法，以期达到最好的治疗效果。

77. 腰椎间盘突出症有哪些有效的治疗药物

治疗腰椎间盘突出症的口服药物，最常用的有抗炎镇痛类药物，如塞来昔布、布洛芬、双氯芬酸钠、美洛昔康等；促进神经修复药物，如甲钴胺、腺苷钴胺等；肌肉松弛剂，如乙哌立松等；如果腰椎间盘突出同时伴有下肢神经根性疼痛的出现，还要使用脱水药物如甘露醇、呋塞米、七叶皂苷钠消除神经根水肿；有时也使用一些激素类药物，如甲强龙、地塞米松等。这些药物配合在一起使用，能够消除局部炎症、缓解疼痛、消除神经水肿、修复神经组织，是治疗腰椎间盘突出症的主要药物。

中药内服应选择活血化瘀、补益肝肾、通经活络、散寒化湿、强腰固肾的药方。同时也可以外敷活血化瘀的膏药，可以一定程度上起到消炎止痛、促进血液循环、加快恢复的作用。

西药膏药有氟比洛芬巴布膏、洛索洛芬钠贴膏等，还有许多传统中药膏药等。但是，如果过度地使用活血镇痛等中成药进行保守治疗，往往会适得其反。

其实，只有 10% 左右的腰椎间盘突出患者最后会走到需要手术的阶段。大部分患者通过生活方式的改变、物理治疗、药物治疗后，症状都能够得到缓解。当通过正规保守治疗无法缓解并且症状加重时，才需要考虑进行手术治疗。

延伸阅读

需要手术治疗的腰椎间盘突出症

（1）腰椎间盘突出症诊断明确，经连续保守治疗 3 ~ 6 个月无效的患者。

（2）腰椎间盘突出急性发作，出现明显马尾神经症状者，即患者突然出现剧烈的下肢放射性疼痛、麻木，下肢及会阴部感觉障碍，足下垂，大小便功能障碍等症状。这种情况需急诊手术摘除突出的椎间盘，解除神经压迫。

（3）经正规系统的非手术治疗无效或反复发作，出现严重腰腿疼痛，已经影响到日常的生活或工作者。

（4）急性期忍受不了疼痛，经镇痛药物治疗后效果不佳，患者要求手术。

（5）合并有其他腰椎疾病如腰椎管狭窄症、腰椎滑脱症等。

78. 突出的腰椎间盘能"推"回去吗

经常听人说，某大师特别厉害，有祖传的推拿本事，能把突出的椎间盘"推"回去，真是神医，赶紧找他看看！那么，突出的椎间盘真的能"推"回去吗？

正如前面讲解椎间盘解剖时候说的那样，从皮肤到椎间盘，中间隔着厚厚的脂肪、强大的腰背肌，还有棘突、椎板、硬膜囊等解剖结构。隔着这么多组织是不可能把力量传到那么深的椎间盘的，所以试图通过"按""推""拉"，使腰椎间盘完全回去是不可能的。对有明显脊髓压迫的患者，不当的推拿反而有可能加重脊髓损伤，严重时可造成大小便失禁甚至瘫痪。研究结果表明纤维环本身纤维结构走形交错复杂，同时纤维环本身没有血运，自身愈合能力差，一旦纤维环撕裂，就基本无法修复。治疗腰椎间盘突出症，所有的保守治疗都是通过减轻椎间盘突出周围组织水肿和炎症来起效，都不能使突出的椎间盘完全回纳。

79. 腰椎间盘突出症的微创治疗方法怎么选

随着手术理念的革新、手术设备的发展和手术技术的进步，微创手术治疗腰椎间盘突出症成为很多患者的治疗选择。那么，我们应当如何选择微创治疗方法呢？目前，脊柱外科常见的微创治疗方法主要包括椎间盘镜（MED）、Spotlight 脊柱微创通道系统、Quadrant 可扩张通道系统、显微镜辅助脊柱微创手术、脊柱内镜手术，等等。它们都有各自的适应证，而对于治疗腰椎间盘突出症来说，目前最微创、也最先进的技术就是脊柱内镜技术。

脊柱内镜可以从脊柱 360°（后方、前方或侧方）入路，通过 C 形臂透视或 O 臂机导航实现靶向穿刺定位，在脊柱内窥镜系统的辅助下实现精准治疗的微创脊柱手术。该技术最早起源于 20 世纪 40 至 50 年代，从经皮穿刺椎体组织活检，发展到镜下经皮穿刺髓核摘除术；从经 Kambin 安全三角区进入椎间盘内减压（YESS 技术），发展到经椎间孔（TESSYS 技术）或椎板间隙进入椎管内直接行神经根松解和减压。现在随着脊柱内镜技术的逐步成熟，除可以有效完成各型椎间盘突出症的治疗，还可以单独或辅助完成大部分传统开放术式的减压、固定和融合操作。

腰椎间盘突出症主要的手术目的，是"解放"被椎间盘突出压迫的神经。但是由于腰椎的神经被椎板和关节突等正常骨性结构包绕在骨性的神经通道里，就像"主阵地"被保护在"碉堡群"里一样，想要攻克阵地，必须先炸毁碉堡。传统开放手术如同"炸碉堡"，必须先切除部分自身正常的脊柱骨性结构，才能营救神经。因此，传统开放手术的创伤比较大，甚至因为过多地切除正常结构而需考虑在神经减压的同时行脊柱的固定融合，即所谓的腰椎上打上椎弓根螺钉，甚至需要把 2 块腰椎骨融合成 1 块，从而部分影响了患者术后的腰椎活动度。

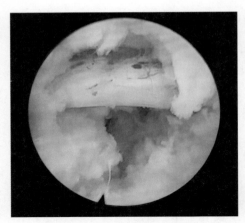

镜下神经根组织清晰可见

脊柱内镜的出现革命性地解决了这个问题。和腹腔镜手术切除胆囊一样，脊柱内镜手术不需要在背部开一个大口子，大多只需局部麻醉，医生先在皮肤上切开几毫米的小口子，通过小切口，使用扩张器械建立工作通道；再置入内窥镜，可放大数十倍后直视下清楚地看到突出的髓核、神经根和增生的骨质。医生使用各类微创器械摘除突出髓核组织。整个手术对周围组织损伤很小，出血量极少，术后仅仅缝合1针。术后当天患者就可以下地走路，术后2~3天患者便可出院，3~4周就可以重返工作岗位，是目前所有手术中创伤最小、效果较满意的一种微创手术。

80. 椎间盘钙化要紧吗，可以做脊柱内镜手术吗

椎间盘钙化的原因还不清楚，可能和椎间盘的老化有关，就像老年人长白头发一样。随着年龄的增长，椎间盘里面的水分越来越少，内部逐渐出现钙化，引发腰椎间盘钙化。有些小孩子也会椎间盘钙化，但其疼痛比较轻微，临床上比较难以发现，常被忽视，很多都是做磁共振或者CT检查偶然发现的。发现椎间盘钙化，如果本人没有任何的不舒服，只需要定期观察就可以了，不需要特别治疗。

钙化型椎间盘突出症是指突出的椎间盘钙化或骨化，药物治疗不能逆转。突出的椎间盘钙化物可压迫神经，造成腰部及下肢疼痛麻木，如果保守治疗没有效果，那就需要手术治疗了。

近年来，随着器械和手术技术的进步，钙化型椎间盘突出症是可以采用脊柱内镜手术来有效治疗的。脊柱内镜手术治疗钙化型腰椎间盘突出症，对脊柱外科医生的手术技巧要求就会高一些。突出的椎间盘钙化后，周围组织因长期慢性炎症及压迫、摩擦等原因，导致组织与钙化病灶粘连，镜下操作空间小，有时候内镜下很难将之完全剥离，因此手术后的疗效可能不如没有钙化的病

例。所以，这就是为什么大多数医生主张钙化的患者最好接受开放手术。

但是内镜手术有其独有的优势，微创治疗成本低、创伤小、对于脊柱稳定影响小、恢复快。神经根受压的解除并不一定需要将钙化病灶完全切除，只将压迫部分切除也有着很好的疗效，尤其是对于一些特殊人群，如很多青少年患者，只有十几岁就发生了突出的椎间盘钙化、神经压迫，如果按照常规方法打了钉子，做了腰椎融合手术，会严重影响腰椎活动度。我们团队多年来通过微创脊柱内镜治疗了多例青少年钙化型椎间盘突出症，基本保留了腰椎的活动功能，都取得令人满意的疗效。

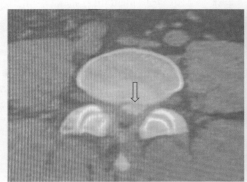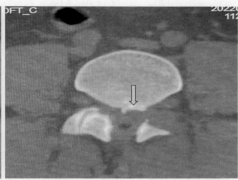

侧路脊柱内镜切除钙化椎间盘（左为术前 CT，右为术后 CT）

81. 腰椎间盘脱出比腰椎间盘突出更严重吗

有些患者会问："为什么别人诊断是椎间盘突出，而我是椎间盘脱出，我的病是不是更严重？"

椎间盘脱出，通俗地说可以比喻成"纸包不住火"，就是包着髓核的那层纸（纤维环）完全破裂，火（髓核）穿破后纵韧带的束缚进入椎管内，有时还会在椎管内游离，玩起"躲猫猫"的游戏。髓核脱出后除了容易压迫神经引起腰痛、坐骨神经痛，甚至压迫马尾神经引起大小便的障碍，同时还可以引起严重的免疫和炎症反应，对神经组织产生比较剧烈的刺激。

腰椎间盘脱出症经治疗和休息后可以得到一定程度的缓解，但易于反复发作。脱出型腰椎间盘突出症纤维环破口往往很小而突出物大，要想彻底复原的可能性不大。随着时间的推移，脱出椎间盘水分的减少，脱出的髓核及纤维环被瘢痕组织替代，椎间盘体积变小，病情会进入一个相对稳定状态。但是，我们在日常工作中，确实见到不少患者腰椎间盘脱出症一旦发生，往往数年不愈，反复发作，而且腰痛腿痛逐年加重，发作频率增加，治疗难度加大。这种情况，考虑到突出的椎间盘较大，纤维环已经完全破裂且可能突破后纵韧带，导致髓核突入于椎管内无恢复的可能，一般建议手术治疗。

对于椎间盘脱出，神经根受压明显的病例，传统老办法一般都是建议开放手术，但创伤较大，恢复慢。脊柱内镜治疗游离型腰椎间盘脱出，具有创伤小、恢复快、疗效确切及并发症少等特点。神经根松解和减压技术是目前临床上应用最广的脊柱内镜技术之一。手术通过扩大后的椎间孔或椎板间隙进入椎管，对脊柱的稳定结构几乎无明显影响，同时由于手术视野经内镜放大，主刀医生可以清楚地看到脱出游离的髓核、神经根和硬膜囊，直视下摘除脱出、游离的髓核组织，不但可以减少复发，还可以减少术中神经的损伤风险。内镜手术中持续的生理盐水灌洗，还可以冲洗出椎管内大量炎性产物，消除导致疼痛的生化因子，改善症状及生活质量。

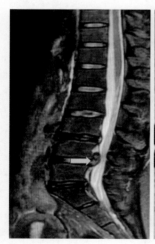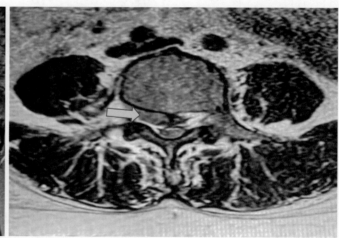

侧路脊柱内镜切除脱出椎间盘

82. 多个节段腰椎间盘突出，还可以做脊柱内镜手术吗

脊柱内镜手术需要在生理盐水不停冲洗下进行，并需要适当的水流速度和水流压力来保持手术位置的清晰及止血。这个水流压力一般大于我们人体

内正常的脊髓内脑脊液压力。多个节段腰椎间盘突出症行脊柱内镜治疗，从手术技术上来说没有太多难度，主要担心手术时间延长，长时间的水压会造成硬膜囊压力增高，继而引起大脑颅内高压，出现严重并发症。

但是目前脊柱内镜技术日趋成熟，可以在较短时间内完成2～3个节段椎间盘的手术操作。可以通过一个或多个小切口完成手术，减少了软组织损伤和手术中的出血量，可缩短住院时间并且减少治疗花费，加快患者术后的康复速度，使患者可以早日回归正常生活和工作。

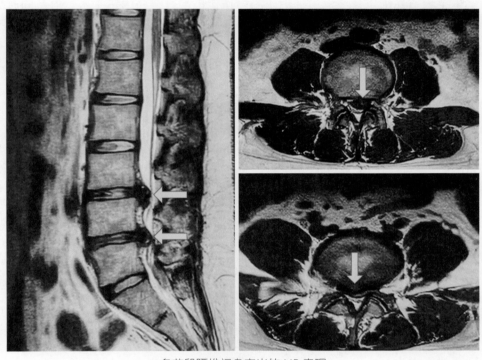

多节段腰椎间盘突出的 MR 表现

83. 脊柱内镜能挽救"胖子"的腰椎吗

大家可能不知道，肥胖除了会增加糖尿病、高血压、心脏病、中风等疾病的风险，也会诱发腰椎间盘突出症。肥胖导致腹部重量的增加会使腰部负荷增大，加速椎间盘退化、突出；而且，肥胖的人通常比较"懒"，缺少合理的运动；此外，肥胖者的饮食都不太合理，奶茶、巧克力、炸鸡翅、可乐是他们的最爱，这些高能量、高糖分、高脂肪的食物，也会对腰椎间盘产生不良的影响。

那么，肥胖的人得了腰椎间盘突出症，还能做脊柱内镜手术吗？答案是肯定的。对于腰椎间盘突出的肥胖患者，其腰部皮下脂肪厚，行开放手术切口的位置深，术中切口大、显露困难不说，术后更容易发生脂肪液化、切口感染等问题。而脊柱内镜手术通过细小的通道就可以到达椎间盘处，可以克服上述这些困难。虽然肥胖在一定程度上确实也限制了通道的放置，但只要医生手术前仔细定位、术中仔细耐心操作，仍可行脊柱内镜手术。但是同时应该注意，肥胖患者脊柱内镜术后也和开放手术一样存在一定的复发率，所以术后一定要注意减肥，合理控制饮食，加强科学的锻炼。

84. 腰椎间盘突出症什么时候需要做开放的内固定手术

目前脊柱微创的手术适应证越来越广泛，以前认为必须做开放术的，现在大多可以通过微创脊柱内镜手术来解决。一般来说，当腰椎间盘突出症合并以下情况时可以考虑行内固定手术：

（1）腰椎间盘突出合并严重的腰椎管狭窄，需要大范围减压。

（2）腰椎间盘突出伴有腰椎不稳、峡部崩裂及椎体滑脱，需要行复位、固定和融合。

（3）多节段椎间盘突出。

（4）需全椎板及关节突切除。

（5）部分椎间盘突出复发的翻修手术等。

近年来，随着内镜技术的快速进展，上述情况中的大部分在以前只能通过开放手术进行打钉子复位融合等操作，现在也可以在内镜辅助下完成了，后面我们会详细介绍。这给患者带来了极大的福音，脊柱手术真正跨入了微创时代，以后开放手术会越来越少了。

85. 为什么很少听说"胸椎间盘突出症"

胸椎间盘突出症在人群中的发生率确实比较低，每1 000个人里才有2~3个人会得这个疾病，发病的节段在胸10/11和胸11/12节最为多见。绝大部分胸椎间盘突出症起病缓慢，病程长，且呈进行性加重。最突出的症状是胸腰背部疼痛，下肢疼痛、麻木或无力；部分患者表现为下肢僵硬、足下垂和大小便障碍，还有些患者表现出了腰椎间盘突出症的部分症状。因此，这种疾病的表现复杂多变，很容易误诊为其他的疾病。有些患者表现是大小便困难，这就容易和泌尿系统和胃肠系统疾病混淆；有些患者说自己是背痛，这就容易和肌肉劳损混淆；有些患者说是两条腿又痛又麻，很容易让人联想到"腰椎间盘突出症"；有些人表现为胸部和腹部的勒紧感，第一时间想到的是肺部或者胃肠的毛病；此外，胸椎间盘突出症还容易被诊断为心绞痛、胆囊炎、肋间神经痛等疾病。如果有人有上面所说的这些表现，又排除了其他方面疾病的话，应该到脊柱外科门诊就诊，请医生帮忙看看自己是不是得了"胸椎间盘突出症"。

　　研究显示，有胸椎间盘突出的病例中15%的患者可无任何症状与体征，只是在体检时偶然发现，对于这部分病例可以暂时不处理，只需要密切观察，定期复查胸椎磁共振即可。胸椎间盘突出症的特点是起病隐匿，发病后呈缓慢进行性加重，脊髓及神经根压迫症状呈进行性发展，具有较高的致残率。当患者出现神经症状或神经症状恶化时，比如行走不稳、大小便或性功能障碍、进行性双下肢瘫痪，应该尽早积极采取手术治疗，否则会造成神经功能不可逆的损伤。手术主要目的是切除致压物，恢复脊柱稳定性。

　　胸椎和腰椎在解剖学方面差异较大，并且胸椎管的容积较小，可供操作空间有限，胸部脊髓的耐受性也相对较差，这些都给胸椎间盘突出症的治疗带来了挑战。

　　胸椎脊柱内镜由椎间孔自然间隙入路，皮肤切口仅需几毫米，通过一系列扩张通道来建立手术通路，无需对椎旁肌肉进行广泛剥离，可以降低对周围软组织的损伤。实施椎间孔成形时也不需要大量切除椎板、关节突等解剖学结构，创伤大为减少，而且对胸椎的稳定性也不会造成明显的影响；脊柱内镜手术可在局部麻醉下完成，在手术过程中患者可保持清醒，可与术者就下肢感觉、运动及疼痛缓解情况进行良好的沟通。手术过程中可避免对神经根及硬膜的牵拉，因此大大减少了神经根或硬膜囊损伤的可能。脊柱内镜先进的内窥镜影像系统，视野最大可放大数十倍，主刀者可以清晰直观地看到手术部位的神经、硬膜囊和血管，在有限的空间内完成精准操作，减少了对这些重要部位损伤的可能性。这些都是胸椎间盘突出症内镜治疗的优势所在。

第二章 胸腰椎疾病微创术后康复及保健预防

86. 虽然"微创",手术后的康复也很重要

术后康复往往是患者最容易忽视的环节,尤其是脊柱微创手术,大家认为都已经"微创"了,术后应该可以马上恢复正常了吧?其实不然,成功的手术是恢复健康的基础,但并不是全部,术后的康复治疗至关重要。如果把一次成功的治疗认为满分是 100 分的话,那么成功的手术顶多让你拿到 70 分,剩下的 30 分需要通过合理规范的康复训练和治疗来获得。

门诊中,常有术后患者诉手术部位反复疼痛酸胀,遇到阴雨天气症状就会加重,这可能就是由于术后活动减少导致局部血液循环不畅,肌肉等软组织容易疲劳,满足不了日常生活脊柱活动的需要导致的。所以不要以为做完手术治疗就结束了,细节决定成败!康复在整个治疗过程中扮演着不可或缺的角色。

在国内,越来越多的脊柱外科医生和患者也逐渐意识到了术后康复的重要性,并形成了由脊柱外科医生和康复科医生相互协作的患者管理模式,为患者术前、术中、术后治疗制定了更加规范和个性化的方案。具体的康复治疗措施包括理疗、运动康复治疗和手法治疗等。脊柱术后出现脊柱关节僵硬挛缩、肌肉萎缩无力、慢性肌肉疼痛等症状时,都可以向康复医生求助,进行规范的康复治疗。

87. 腰椎微创手术后要不要戴腰围

脊柱内镜手术的目的是摘除压迫神经的髓核组织。而当压迫物被摘除后,局部椎间盘就会存在腔隙,若此时椎间盘内压力增加,残存的椎间盘就可能再次突出,压迫神经,引起症状复发。因此,术后 1 个月内患者应以卧床休息为主,若下地,一定要佩戴好腰围,这就像是给腰椎周围加了一圈结实的肌肉一样,在生物力学上给予脊柱很强的支撑,同时又限制了腰椎前后弯曲

的角度，减小了椎间盘内压力。术后 1 个月起可逐步进行腰背肌锻炼，当有足够强大的腰背肌力量时，可以逐渐摆脱腰围。

目前市场上有多种类型的腰围，包括可调节充气型、带加热功能、带磁场的等。一般来说，在治疗期间，患者购买一条普通的带加固钢片的硬质医用腰围就足够了。

腰围一般会分特大、大、中、小等型号，可根据自己体形选择。如戴到最紧才觉得合适，建议选择小一号，以免弹性不足。腰围的宽度需满足戴上后下缘到骶骨，上缘到第 1 腰椎，包裹着全部 5 节腰椎以限制其前后方向的弯曲运动。

有的患者认为既然腰围可以保护腰椎，那就干脆一直戴着吧！其实这种依赖是不可取的，腰围并不是戴得时间越长越好。长期佩戴反而会使你的腰部肌肉"偷懒"，造成废用性萎缩，这对于防止腰椎间盘突出复发是非常不利的。通常来说，腰围连续佩戴不宜超过 4 周，在术后必要的腰围保护后就可以开始逐步加强腰部肌肉的康复锻炼，并减少腰围佩戴的时间，比如把整日佩戴改为在久坐或久站时才佩戴，随着腰部肌肉力量和耐力的恢复，渐渐地就不需要再佩戴腰围了。

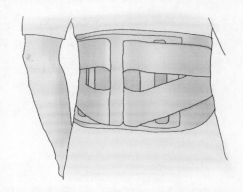

对腰部肌肉有支撑作用的硬质医用腰围

88. 腰椎微创手术后什么时候可以恢复正常生活

脊柱内镜手术创伤较小，患者从手术室回到病房后，需绝对平卧 2 小时，防止手术部位出血。2 小时后可以做头、腰、下肢一条线的轴线翻身，改善腰背部血液循环，避免压疮。一般情况下脊柱内镜手术后 1 月内宜以卧床休养为主，但为了减少肌肉力量的丢失、预防神经根粘连，需要在床上进行直腿抬高、股四头肌收缩等锻炼，同时辅以简单的下地活动。通常情况下，术后 1 天即可以佩戴腰围下地行走。

手术后伤口愈合需要 10～14 天，伤口愈合前不能洗澡。若患者需要洗澡，术后 1 周可以在伤口局部位置加盖防水敷料，在不弄湿伤口的前提下洗澡，避免伤口感染的发生，如伤口不慎碰水应及时擦干后用酒精棉球消毒。

手术后的体育锻炼也是一个循序渐进的过程，跑步作为一项有氧运动，不仅有利于患者术后的心血管功能恢复，也有助于患者下肢耐力的恢复。通常情况下，跑步可以在术后 12 周以后开始，患者可先进行步行及快走训练，如无不适，可以开始跑步。最初的跑步训练，最好有康复治疗师的监督，以及时调整姿势。对于一些老年患者，也可以使用部分减重装置。

延伸阅读

特别推荐游泳或水疗

游泳是一项很好的锻炼腰背肌肉的运动，水的浮力有助于腰椎术后患者的功能恢复，但是游泳时须关注几个重要的问题。第一，手术伤口必须已经愈合以防止感染发生；第二，水中运动的方式不能增加背部的不良应力，如不能进行蝶泳；第三，一定不要跳入或扎入水中，而是要利用梯子或台阶入水。最后，每位患者的情况不同，在开始游泳或者水疗运动前，最好先咨询医师，以正确评估患者的状况。

89. 腰椎微创手术后什么时候可以开始工作

脊柱微创手术后一般建议患者全休 3 个月。但是，随着现代工作节奏的加快，许多患者有着急迫的重返工作岗位的需求。因此，恢复正常工作需要根据患者的工作性质进行具体分析。

腰椎术后 1 个月内，患者在佩戴腰围的情况下，可以在家活动，但需要注意避免弯腰、提重物及剧烈运动。1 个月后，患者可以逐渐增加活动，从事简单家务劳动，若感到腰部酸痛，需立即平卧休息。术后 3 个月，可以逐渐恢复正常轻体力劳动工作。若患者从事重体力劳动，则需要评估工作性质与肌力恢复情况，指导个体化的恢复方案。因此，根据此时间表，假如患者是长期坐办公室的脑力劳动者，可以在 1 个月后佩戴腰围的情况下恢复正常工作，但注意不能久坐。如果患者是中等强度以上的体力劳动者，建议患者全休 3 个月后再恢复正常工作。同时还是要注意避免弯腰、负重及剧烈的腰部运动。

90. 腰椎微创术后可以做推拿按摩吗

很多患者术后伤口部位会感觉酸胀难受僵硬，想按摩推拿放松一下，又害怕弄坏了。这种担心是对的。脊柱本来就是人体重要的解剖结构，里面分布着重要的血管神经。尤其是微创植入椎弓根螺钉手术的患者，体内有内固定装置，更加要小心。我们要知道什么情况下可以做推拿按摩，什么情况下不可以做。

首先，脊柱术后的推拿按摩应该由专业医务人员来做。因为他们清楚脊柱的解剖结构，能够避开重要血管神经，控制好强度，避免对脊柱和内固定造成伤害。

其次，术后早期大约 1 个月内不要直接按摩伤口，因为这个阶段伤口处于自然愈合期，修复的组织比较脆弱，按摩容易造成皮肤下出血和炎症，反而延缓伤口愈合。可以在伤口附近做一些轻手法按摩推拿，缓解伤口周边的软组织紧张不适。术后 1 个月后，伤口基本愈合，此时伤口处于纤维结缔组织增生和重塑节段，可以适当按摩推拿，避免瘢痕组织过度增生和硬化，促进血液循环。

特别提醒

内固定部位慎按摩

脊柱术后的推拿按摩部位主要是脊柱上的肌肉筋膜等软组织，而不是骨头关节。最重要的是，脊柱及内固定部位要谨慎做重手法按摩，如对脊柱关节拉伸、按压、斜扳等。这些重手法很可能损伤脊柱血管神经甚至脊髓，造成严重后果。

91. 手术后为什么还会有疼痛，如果复发了要再次手术吗

一般而言，患者由于基础腰痛、手术创伤及其他腰部疾病等原因，术后存在一定的腰痛是正常现象，疼痛时间可能从 2 周到 3 个月不等。神经根因炎性水肿等原因，术后下肢亦有可能出现麻木、反跳痛，甚至对侧出现症状等情况。对于这类情况，患者应放松心态，理性看待。如果术后下肢疼痛持续不缓解甚至加重，建议咨询手术医生，积极复诊。

如果患者再次出现严重腰腿痛，且各项检查尤其 MRI 检查可以见到明确的椎间盘突出压迫神经，这时就考虑患者出现了椎间盘疾病复发的情况。此时的治疗需要结合患者疼痛的严重性及突出椎间盘的大小，决定下一步的治疗方案，若患者疼痛较轻，多数可以通过口服药物、按摩、理疗等保守治疗方法取得良好的效果；若患者疼痛症状严重、神经压迫症状明显，且经过 3 个月保守治疗后症状仍然无好转，应考虑手术治疗。此时仍然可以选择脊柱内镜手术，但是手术风险及难度成倍增加，手术必须由具备丰富脊柱外科手术经验的医生才能完成。当然，腰椎间盘疾病复发后，我们也可以选择腰椎融合术，也就是我们平时所说的"打钉子"的开放手术，这种手术作为腰椎疾病的终极手术，具有良好手术效果，可以作为患者及医生的备选方案。

92. 手术后邻近节段椎间盘突出会加速吗

脊柱内镜手术仅仅摘除突出椎间盘，解除神经压迫，不像融合手术一样，需要牺牲一部分腰椎活动度，进而加速邻近节段椎间盘退变。我们的腰椎由 5 节组成，某些情况下椎间盘突出是多个节段的，这种情况下我们需要对患者进行仔细查体，结合患者症状，判断引起症状的突出椎间盘节段，一般而言，脊柱内镜手术仅仅选择引起患者最严重症状的"责任节段"，由于没有进行固定和融合，相邻节段一般不会加速退变。

若患者第一次内镜手术症状改善一段时间后，再次出现下肢放射性疼痛，但是疼痛部位与第一次手术之前相比不同，同时 MRI 证实邻近节段出现椎间盘突出，在明确诊断的情况下，可以先试行"口服止痛药物、按摩理疗"等保守治疗方案，若症状无改善，才考虑选择手术进行治疗。

93. 怎样搬重物才能避免"闪着腰"

门急诊每天都有因为搬重物而"闪着腰"的患者，严重者甚至出现下肢麻木、大小便失禁的情况。这可不是危言耸听，据我们观察，大部分人搬重物的姿势都是错误的。不信往下看。

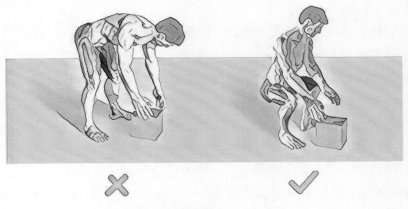

搬重物的姿势

错误的姿势：直立弯腰搬重物，是很多人下意识的动作，而此时，力量的支点都集中在腰部，稍有不慎就会导致腰肌劳损甚至腰椎间盘突出。

正确的姿势：传统武学讲究"四两拨千斤"，以小力胜大力。我们搬起重物时亦是如此，要学会用臀腿部的"小力"，而不是腰部的"大力"。

（1）站到尽可能靠近物品的地方蹲下或单膝跪下，让物品保持在两腿之间、身体的正前方。

（2）收紧腰背部核心肌肉，保持腰部稍稍自然弯曲，做好受力准备。

（3）小心搬起物品，尽量将重物靠近自己的身体。也可以将物品先放在膝盖上，再做好站起来的准备。

（4）利用臀腿部的力量起身，在这一过程中始终收紧核心肌群。

特别提醒

避免"闪腰"的最好方法

搬重物需要量力而行，对于腰椎间盘突出患者，最好的避免"闪着腰"的方法当然是找人帮忙！

94. 核心肌群锻炼可以改善腰椎间盘突出症吗

近年来随着健身的流行，核心肌群变成了一个热门词，任何腰酸背痛、骨盆前倾、运动表现不佳似乎都可以通过锻炼这部分肌肉来解决，仿佛这是一个万能处方。那么究竟什么是核心肌群，它的作用又是什么？你真的了解吗？

核心肌群是由很多块大小不同、功能相异的肌肉共同组成的，它们的共同特点是都围绕在我们的脊柱周围。通常来说，核心肌群被分为两种类型，第一种叫整体稳定肌群，一般来说都是脊柱两侧比较长的肌肉，与身体的长轴平行，如腹直肌、竖脊肌、胸棘肌、腰大肌等，这些肌肉可以提供的力矩较长且通常连接脊柱骨盆，确保了两者之间的稳定度。第二种称为局部稳定肌群，这些肌肉相对较短且与脊柱方向相垂直，包括腹横肌、横膈膜、多裂肌等，附着在椎体的各个结构上，收缩时可增加腹压以提升脊柱的稳定性。总的来说整体稳定肌群负责的是整个身体的稳定，而局部稳定肌群主要维持脊柱本身的稳定，支撑脊柱的压力。由局部稳定肌群组成的结构可以看作是一个肌肉盒子，收缩时腹内压增高，就像一个压扁的瑜伽球一样，可以承受更多的压力，这就是为什么我们在搬重物时会不自觉地憋气。

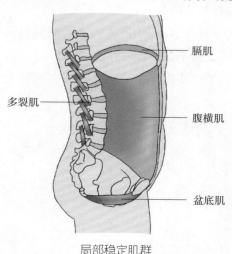

膈肌

多裂肌

腹横肌

盆底肌

局部稳定肌群

所以锻炼核心肌群确实可以提升脊柱的抗压性，帮助改善腰椎间盘突出导致的腰痛症状。核心肌群的训练方式和四肢肌肉的训练方式完全不同，因为它的功能在于稳定躯干和脊柱，所以并不是通过举哑铃就可以锻炼到。但相反地，当我们站起身走路时，哪怕你自己并没有感觉，也算是在锻炼我们的核心肌群。但如果想要进一步地强化它，就必须进行一些稳定性的训练。

延伸阅读

三个动作简单训练核心肌群

（1）平板支撑：这是人们最熟悉的锻炼核心肌群的运动，也是最高效、简便的一个动作。后文中会详细提到平板支撑的注意事项。

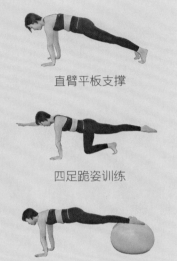

直臂平板支撑

（2）四足跪姿训练：首先，在瑜伽垫上，双手双膝着地。然后，伸直右上肢和左下肢，保持脊柱直立稳定30秒以上后换左上肢和右下肢，重复3～5组。这一动作要注意不能耸肩和塌腰，有条件的话最好对着镜子完成以提高训练质量。

四足跪姿训练

（3）借助瑜伽球的稳定性训练：可作为平板支撑的进阶版本。即手撑地，将双脚置于充气的瑜伽球上保持平衡，这一动作看似简单，但做起来并不容易。能轻松完成标准的平板支撑两分钟以上的人可以尝试。

借助瑜伽球的稳定性训练，作为平板支撑的进阶训练，对于核心稳定性的要求更高

95. 学习正确坐姿，避免腰椎退化

如今很多腰酸腿痛的年轻人到医院拍了X线片，诊断上赫然写着"腰椎退行性改变"！

以前，腰椎提前退化情况多发生在体力劳动型工作者身上，而现在，很多年轻的上班族也出现了腰椎退化。主要原因是他们长期保持不良的坐姿，导致腰椎长期处在过度压力下不堪重负，椎间软骨逐渐萎缩、变扁，腰椎当然老得快。如何避免腰椎退化？大家应该了解正确的坐姿。

很多人都知道弯腰驼背的坐姿是错误的，而认为只有像军训时那般笔挺的坐姿才是正确的，但这种"正确"的姿势很难维持太久，于是就在弯腰驼

背和笔直坐姿之间反复转换。其实这两种姿势都不太适合我们的日常工作，正确的坐姿应该是坐直并且放松的姿态。当然，再正确的姿势坐久了都会感到不适，坐姿保持半小时以上还是建议起来活动一下，毕竟劳逸结合才能事半功倍！

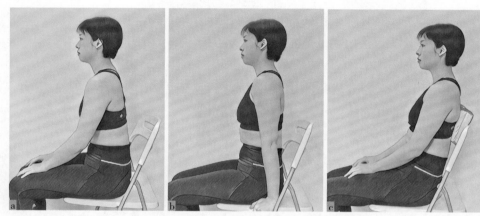

正确的坐姿：a.自然放松地坐在椅子的后半部；b.双手撑在扶手或椅子的其他部位，缓慢向上伸展背部；c.在靠背和背部之间放一个枕头或毛巾卷，起到防滑的作用，后背自然地靠在上面

96.腰痛急性期和恢复期都可做的麦肯基疗法

不知你是否听说过麦肯基疗法？这是一项简单易学且经科学研究证实有效的缓解腰痛的运动疗法。该疗法是由新西兰著名的物理治疗师麦肯基（Robin Mckenzie）在给一位腰痛患者治疗时偶然发现的。从这个偶然的病例开始，麦肯基经过几十年的努力，逐步创立和完善了独特的诊断系统，以及与诊断相对应的治疗原则和治疗方法，并命名为麦肯基力学诊断治疗方法，简称为麦肯基疗法。该疗法的特点除了安全、见效快、疗程短外，最大的便利在于简单易学，患者可自行在家中进行康复训练。

请认真思考以下问题：①你是否经常弯腰、久坐、搬重物或长时间站立？②你的腰痛是否会随着体位的变化加重或减轻？③当你走路或俯卧时腰痛是否会缓解？④当你静止时腰痛是否反而比运动时更严重？

如果上述问题你的答案都是肯定的，那么不妨试试麦肯基疗法吧！

治疗腰痛的麦肯基疗法共有7个动作，包括4项腰部伸展动作和3项腰部屈曲动作。其中前三个动作主要用于急性期缓解疼痛。在恢复期，可在前三个动作的基础上增加后面几个动作，以预防腰痛的发生，同时也可增加脊柱的灵活性。

动作一：俯卧

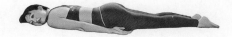

俯卧平躺

俯卧平躺，双臂放在身体两侧，伸直并放松，头转向一侧。做几次深呼吸，放松全身肌肉，维持 2 ~ 3 分钟。动作一是后续动作的基础。

建议 5 ~ 6 次 / 组，每天做 6 ~ 8 组，组间间隔时间约 2 小时。

动作二：俯卧伸展运动

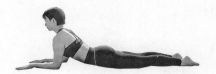

俯卧伸展运动

从动作一开始，将手肘放在垂直于肩膀之下的位置，用手肘将上半身支撑起来，深呼吸，放松腰部肌肉，持续 2 ~ 3 分钟。

建议每天完成 6 ~ 8 组。如果在完成过程感觉腰背部疼痛加剧，可增加手肘距离以减小上半身的倾斜角度到达可耐受的程度。

动作三：卧式伸展运动

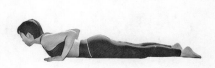 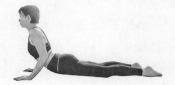

卧式伸展运动：双手置于胸部两侧的地面上（左）；缓慢伸直手臂，
背部尽可能向上延伸，但臀部不能离地（右）

　　从动作一开始，伸直手臂，在疼痛可以忍受的前提下尽量撑起上半身，但臀部不能离地，背部尽可能向上方伸展。保持该动作2秒钟，再回到完全俯卧的姿势。

　　建议每天完成6~8组，在两侧手臂完全伸直状态保持2秒钟，在后续的练习五、六、七中必须重复此动作。

动作四：站立伸展运动

　　双脚分开，大致与肩同宽，双手放在后腰部最突出位置，即髂后上棘处，向前推，上半身向后弯曲。

　　建议每10次为一组，每天练习6~8组。

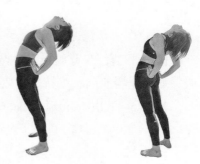

站立伸展运动

动作五：平躺弯曲运动

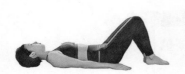
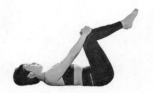

平躺弯曲运动

　　平卧，缓慢弯曲双腿，使双膝靠近胸部，双手环抱双膝，保持1~2秒，然后恢复至平卧位。注意整个过程中不要抬头。

　　建议每组5~6次，每天3~4次。

动作六：坐式弯曲运动

　　找一把平稳的椅子，坐在椅子边缘，双腿尽量分开，双手放在腿上，缓慢弯腰，用手握住脚踝后回到初始位置。尽量每次弯腰的幅度比上次大一些。

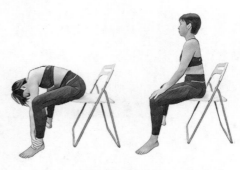

坐式弯曲运动

建议每组 5~6 次，每天 3~4 组。

动作七：站立弯曲运动

连续练习动作六两周后再开始练习动作七。

双脚分开站立，双臂放松在身体两侧，向前弯腰，双手在身体能承受的范围内尽量向下伸后再回到初始位置。尽量每次弯腰幅度比上一次大一些。

建议每组 5~6 次，每天 1~2 组。

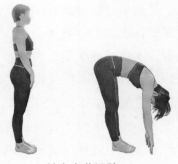

站立弯曲运动

97. 两个瑜伽动作缓解腰背部疲劳

不同流派的瑜伽对力量和柔韧性有着不同程度的要求，适合不同人群练习，其中有许多姿势对缓解脊柱僵硬和疲劳有着很大的帮助。在此，我们就挑选几个简单的动作，帮助久坐伏案的你保持脊柱的健康。

动作一：猫牛式

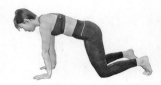 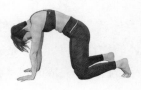 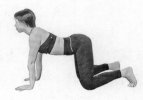

猫牛式：四足跪姿，保持脊柱处于中立位（左）；牛式，呼气低头含胸弓背（中）；
猫式，吸气抬头挺胸翘臀（右）

猫牛式由猫式和牛式两个体式组成，这两个体式配合呼吸交替进行可以很好地放松和灵活脊柱，尤其适合久坐后感到下背部僵硬和疼痛的人群。其动作分以下几步：

（1）首先在舒适的瑜伽垫上作四足跪姿，确保膝盖位于臀部的正下方。双手撑地，对齐肩膀。

（2）呼气低头含胸弓背，延展脊柱后侧。

（3）吸气抬头挺胸翘臀，延展脊柱前侧。

以上动作反复交替轮转，每次 10～15 个呼吸，每日 2～3 次。

猫牛式看似简单，但想要练得正确，其难度不亚于很多瑜伽的进阶体式。其动作要领主要有两个部分：其一，是需要与呼吸相互配合，保持一定的节奏，这样有助于使我们安静下来，将意识集中于脊柱的运动中，感知脊柱的伸展。其二，在猫式和牛式的转换过程中需要让脊柱一节一节地延展，而不是快速地、整体地变换。可以从骶骨开始，然后腰椎、胸椎最后延伸到头部，反之亦然。可以把我们的脊柱想象成一串珍珠项链，将它们一节一节地串连起来，这个过程需要慢慢地练习和体会，才能很好地控制，对于脊柱僵硬的人来说是很难达到这种效果的。

动作二：上犬式

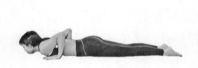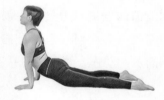

上犬式

上犬式是瑜伽的一个基本体式，有助于充分伸展身体的前侧，其与下犬式配合，被称为是"刷新人体的动作"。吸气时完成上犬，深化胸椎伸展；呼气时进入下犬，有助于拉伸背部肌肉。完成时可遵循以下几个步骤和要点：

（1）俯卧于瑜伽垫上，将双手臂弯曲，贴紧身体两侧，手置于肋骨两侧。

（2）吸气的同时缓慢伸直手臂，胸部向前向上发力。与此同时，启动背部的肌肉，将肩胛骨向中间靠拢，避免耸肩。

（3）坚持 8～10 个呼吸后回到俯卧位，重复 2～3 次。

98. 太极拳对脊柱有保健作用吗

太极拳是我国传统文化中的瑰宝。太极是根据《易经》中阴阳的道理、中国医学的经络学、道家的吐纳法和引导术合成的一种符合人体科学和自然规律的拳法。太极拳以陈氏太极为鼻祖，后来演化出了杨氏太极、孙氏太极、吴氏太极等，但万变不离其宗，都是在行功过程中完成"虚灵顶劲、气沉丹田、立身中正、腰脊带头、内外相合、刚柔相济、快慢相间、螺旋缠绕"动作要求的同时对脊柱进行自我调整和归复，通过腰部带动全身的缠绕圆转，形成周身一体的螺旋运动。多项研究表明太极拳对增强脊柱稳定有着积极的作用，并且从理论的角度进行了解释。

首先，在"气"的层面，太极拳在行功时所采用的深、长、细、缓的腹式呼吸运动形式是以膈肌为主的呼吸方式，当进行腹式呼吸运动时会引起前文提到的核心肌群协同收缩，这其中就包括了腹横肌、多裂肌等与脊柱横突、棘突相连的肌肉，这些肌肉的收缩训练对于脊柱的稳定起着重要作用。

其次，太极拳在"形"的层面也对脊柱健康产生着积极的影响。比如"中正"是太极拳的重要身法要求，无论是进、退、顾、盼、定动作如何变化，需始终保持身体的"中正"，这样才能使脊柱受力均衡，达到对称、平衡的状态，在此基础上的锻炼才不易受伤。此外，太极拳还讲究"对拉拔长"。随着人们生活和工作习惯的改变，脊柱周围的肌肉群常处在紧张状态，而太极拳运动通过主动的脊柱拉伸运动使得紧绷的肌肉软组织得到牵拉伸展，增加其力量和弹性，改善各椎间关节的对位。

总的来说，太极是一项舒缓且老少皆宜的运动，它是将呼吸层面（气）和形体层面（形）有机统一的运动，两者相互影响，形成完整的体系，提升脊柱的健康。

99. 五禽戏是如何通过学习动物的本能来锻炼脊柱的

五禽戏最早是由东汉末年著名医学家华佗根据中医原理，模仿虎、鹿、熊、猿、鹤等五种动物的动作和神态编创的一套导引术，至今已有近1 800年的历史。现已经国务院批准列入第三批国家级非物质文化遗产名录。其动作简单流畅，动静结合，对场地、器材要求简单，同时不受年龄、性别、体质和季节的限制，对心肺功能、呼吸调节、脊柱健康、舒缓压力等均有一定的作用，相传三国时期司马懿及其弟弟司马孚长寿的原因之一正是坚持练习华佗的五禽戏。

从科学的角度分析，五禽戏的动作柔和自然，四肢充分伸展，有力促进血液循环并拉伸脊柱周围的多个肌肉群，比如：虎举，变掌上举锻炼斜方肌、头夹肌、胸锁乳突肌等颈项部肌群；虎扑、鹿奔、鸟伸，锻炼竖脊肌。有文献报道五禽戏能使脊柱深部的肌群得到训练，降低竖脊肌的负荷，改善肌肉张力，有利于增强核心区的稳定能力。

100. 八段锦除了养生疗效之外，对脊柱疾病的调理真的有效吗

八段锦功法是一套独立而完整的健身法，起源于北宋，至今已有800多年历史。中医认为，八段锦可以实现柔筋健骨，同时也可以实现养气壮力。八段锦的动作分为八式，相对太极拳等来说更为简单易学，其每一式都有其独特的功效，南宋时期曾慥在《道枢》中对基本功法进行了描述：仰手上举，此时其主要作用就是治三焦；左肝右肺，就如同射雕；东西单托，此时其主要作用就是安脾胃；返而复顾，此时其主要作用就是理伤劳；大小朝天，此时其主要作用就是通五脏；咽津补气，同时进行左右挑起手；摆鲜鱼尾，此时其主要作用就是祛心疾；左右攀足，此时主要作用就是治其腰。《医方类聚》《灵剑子·导引子午记》等也对这种功法进行了描述。在这里，我们仅选取其中一式简单介绍，带领大家感受八段锦的魅力：左右开弓似射雕。

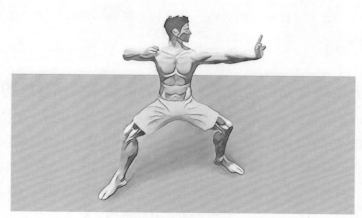

左右开弓似射雕

首先将双脚平行摆放，略比肩宽，站成马步。身体直立，手平屈于胸前，左臂于上方，右臂于下方。

握紧拳，食指和拇指呈八字打开，左手慢慢往左平动，左臂伸直，右臂

屈肘往右边拉回，右拳停于右肋前方，目光看向左手，右拳心向上，像拉满弓一样。左右交替，各练习 4 ~ 8 次。

101. 普拉提与"撸铁"分别训练身体哪些部位

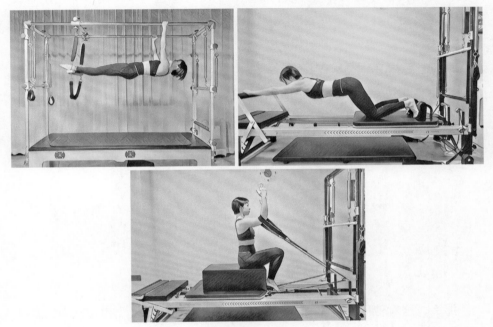

普拉提运动

　　近年来，普拉提在全世界范围内掀起了一波热潮，在国内，无论"甜心教主"王心凌还是"甄嬛娘娘"孙俪都热衷普拉提运动，普拉提场馆的数量也是肉眼可见地增加。而"撸铁"，也就是传统的器械健身，随着人们对于健康和体形的重视，热情依旧高涨。那么两者究竟有什么区别呢？

　　普拉提是一种相对较新的运动形式，由德国的约瑟夫·普拉提在 1920 年提出，最初是以一种康复训练的形式呈现，分为垫上训练和器械辅助训练两种。它是一个以全身性运动为主的训练方式，更加侧重于深层小肌肉群，尤其是核心肌群的练习，实现肌肉的精准发力和控制，使训练者拥有更好的平衡和协调能力。同时，普拉提也可作为康复训练，缓解慢性疼痛，强化受损肌群。

我们通常说的"撸铁",指的是单纯的力量训练,主要是针对某个肌肉的局部练习,通过向心和离心的动态运动,达到肌肉增长、肌肥大的目的。"撸铁"更加侧重于表层肌肉的训练。如"撸铁"中最受欢迎的卧推和深蹲,分别是刺激胸部肌群和臀腿部肌群的锻炼。循序渐进地进行一些力量训练有助于提高基础代谢、肌肉力量并改善骨质。但一般不适合于椎间盘突出患者及术后早期康复。

102. 怎样的平板支撑锻炼适合脊柱手术后患者

平板支撑不仅训练核心肌群,还能训练大腿前侧肌群,肱三头肌等多个部位。

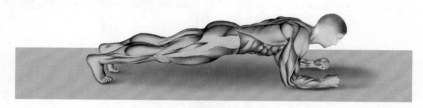

平板支撑锻炼的肌群

那么,这看似简单的平板支撑你做对了吗?想从平板支撑中获益,需要建立在动作正确的基础上,这要求我们的头、肩、背、臀以及腿部在同一平面上,"像钢板一样坚硬",其实俯卧撑有很多不同的变体,下面就简单介绍一下直臂平板支撑的动作要领。

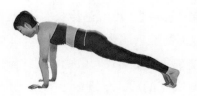

直臂平板支撑正确动作

(1)俯卧,前额点地,双脚并拢。

(2)双手放在胸腔两侧,五指打开,指尖指向正前方。

（3）脚尖回勾，脚后跟向后用力蹬，大腿前侧肌群收紧。

（4）双手撑地，慢慢伸直手臂，进入平板式。

（5）头部、肩部、髋部和腰部保持在同一平面。

（6）收紧腹部，眼睛看向地面，保持均匀呼吸。

延伸阅读

做平板支撑的常见误区

塌腰：在没有激活核心的情况下练习平板支撑，容易出现塌腰的情况，这时骨盆呈前倾状态，会给腰椎带来额外的压力。

低头：低头往往伴随着耸肩，这样压力集中在了腕部，同时还会导致斜方肌粗壮。

憋气：保持缓慢稳定的呼吸，才有利于我们将意识集中到发力的部位。同时，避免出现眩晕、恶心等不适。

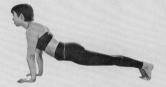 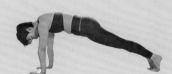

平板支撑错误示范 1：塌腰　　　　平板支撑错误动作示范 2：低头

很多人认为平板支撑坚持时间越久越好，其实不然。平板支撑时间越长，动作就越容易变形，不但无法起到健身的效果，反而会对身体造成一定的危害，比如前文提到的塌腰、翘臀、低头等，都有可能导致颈椎或腰椎的损伤。那么，究竟做多久才是正确的选择？对于普通人来说，能够动作不变形的情况下支撑 2 分钟就说明你的核心稳定性还不错。1 次平板支撑坚持 10 秒后休息 10 秒，完成一轮递减组，即第一组完成 5 次，再一组完成 4 次、3 次、2 次、1 次。每周训练 4~7 次，这种循序渐进的低负荷多频次训练有利于初学者和脊柱手术后患者增强核心肌群稳定性，减少腰部损伤的风险。

103. 游泳在脊柱疾病的治疗中有什么作用

游泳是一项全身运动，在所有体育运动中对身体关节和肌肉的伤害最小，它能够促进关节腔分泌润滑液，减少关节内的磨损。与此同时，游泳对于脊柱健康也有着很大的帮助。在水中畅游时，身体会由站立时的垂直状态改为水平状态，从而大大减轻了重力作用对于椎间盘造成的负担。借助水的浮力，背部肌肉受到的压力相较于陆上直立运动时也会明显降低，对于久坐后产生的腰背肌紧张有着很好的放松作用。而每次换气时都需要颈椎后仰，这与平时低头看手机的动作正好相反，脖颈前探的体态问题也可以得到缓解。

目前，泳池疗法和适当的游泳锻炼已被很多医生和康复治疗师列为治疗颈腰椎病的辅助疗法。在疾病的早期或术后恢复期，坚持游泳都是一种有效的改善脊柱僵硬、疼痛的好方法。当然选对适合自己的泳姿和运动强度，并在游泳前做好充足的热身运动也很关键。否则，不仅无法达到缓解腰背不适的功效，反而加重了对脊柱的伤害。比如对于腰椎间盘突出的患者，建议将蛙泳作为首选，只要控制好运动强度，这种泳姿对于脊柱几乎没有压力，同时对于腰背部和颈后侧肌肉是一个很好的加强锻炼。

特别提醒

脊柱疾病患者不适合蝶泳

蝶泳不适合大多数脊柱疾病患者，因为蝶泳主要靠腰腹部及上肢发力，腰部力量集中，且动作幅度比较大。长时间的蝶泳甚至会因腰椎椎板受力引起脊柱疾患的发生。

第三章　颈椎病及其微创治疗

104. 做 IT 的谭先生突然"投降了"

谭先生是一位 IT 业的白领，37 岁，常年伏案工作，兢兢业业，尤其是到月底、年末，工作更加繁忙，经常加班到深夜。因此他的脖子会经常出现酸痛，右手也时不时出现麻木，有时会出现针刺样疼痛。因为吃点活血化瘀、消炎镇痛、营养神经药物以后会好转，所以他也没有太当一回事。突然有一天，谭先生的右手出现剧烈疼痛，麻木难忍，不能拎任何东西，吃了止痛药物后疼痛稍缓解，但仍影响睡眠，常常需要把手举起来，呈"投降"状才能舒服一些，严重影响工作和生活了。

医生给谭先生做了体格检查以后，考虑是颈椎间盘突出引起的，并建议做一个颈椎磁共振检查。颈椎磁共振检查发现 C5/6 节段右侧有一块髓核组织突出，压迫神经根。

颈椎间盘突出症是指颈椎间盘退行性变及其继发性椎间关节退行性变所导致的脊髓、神经、血管损害而表现出来的相应症状和体征。在非专业人士看来，谭先生的"投降"姿势好奇怪，但谭先生感觉更委屈，他自己也不想

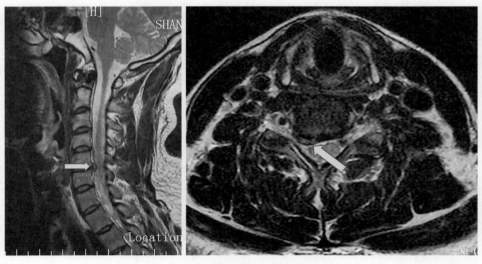

MR 示颈 5/6 椎间盘突出

这样，只是没有办法放下手，否则疼痛会明显加重。这是怎么回事呢？

我们来了解一下颈椎间盘突出症的两个特殊的体征。

臂丛神经牵拉试验：又叫 Eaton 试验，患者取坐位，头向健侧偏，医生一手抵患侧头侧，一手握患腕，向相反方向牵拉。因臂丛神经被牵张，刺激已受压之神经根而出现放射痛或麻木等感觉。

椎间孔压颈试验：又叫 Spurling 征，令患者头偏向患侧，检查者左手掌放于患者头顶部、右手握拳轻叩左手背，则出现肢体放射性痛或麻木、表示力量向下传递到椎间孔，使椎间孔变小，从而出现根性症状；对根性疼痛明显的患者，检查者用双手重叠放于头顶、向下加压，即可诱发或加剧症状。

这两个特殊的体征反映的正是椎间盘与神经根的关系，当臂丛神经被牵拉或者挤压的时候，症状会明显加重。而谭先生为了缓解神经根的牵拉作用，只好把手举高，呈投降状，来缓解疼痛，避免神经根进一步刺激损伤。

105. 颈椎病有哪些类型和不同症状

颈椎病主要分为颈型颈椎病、神经根型颈椎病、脊髓型颈椎病、椎动脉型颈椎病、交感神经型颈椎病。最常见的是神经根型颈椎病，此型发病率最高，占 60% ~ 70%。主要病变为椎间孔变窄或颈椎间盘突出导致神经根受压。常伴有上肢的放射痛及手指麻木和肌力减退，通常根性症状呈间歇性。脊髓型颈椎病是最严重的类型，主要病变为脊髓受压，常表现为上肢麻木、疼痛，双手无力、不灵活，无法做精细动作（如系纽扣、拿筷子等），行走时双脚有如踩在棉花上的无力感，躯干出现异常感觉，有如皮带捆绑样的束带感。交感型颈椎病主要病变为颈椎病变刺激交感神经末梢，常常有头晕、头痛、记忆力减退、注意力不易集中、耳鸣、听力下降、心悸、胸闷等症状。

上文的谭先生主要是右上肢的疼痛麻木症状，为颈椎间盘突出压迫神经所导致的根性症状，因此考虑为神经根型颈椎病。

106. 怀疑颈椎疾病需要做哪些检查

针对颈椎疾病的影像学常用检查方法包括 X 线、CT 及 MRI，各种检查方法有各自的适用范围，各有优缺点。门诊经常有患者要求医生只拍 X 线片、

CT 或者直接要求做颈椎 MRI 检查，并且要求医生根据单一的影像学资料给出确切的诊断及治疗方法，这是不科学的。

　　实际上，只有正确合理地运用影像学检查手段，才能对颈椎的各种病变，包括退变、炎症、肿瘤、外伤、畸形等做出合理的临床诊断。颈椎 X 线包括

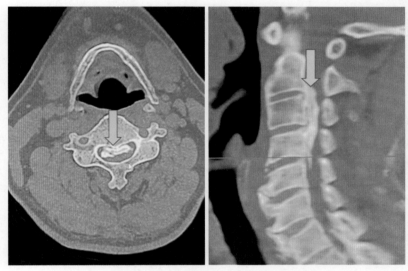

CT 对骨化的后纵韧带成像更加准确

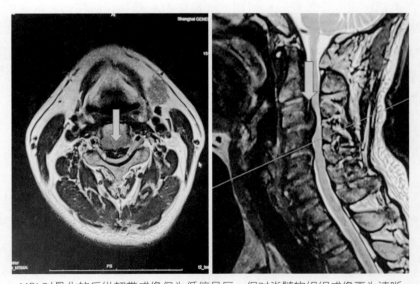

MRI 对骨化的后纵韧带成像仅为低信号区，但对脊髓软组织成像更为清晰

前后位和侧位，可以用来观察颈椎生理曲度、椎间隙高度、后纵韧带有无骨化以及骨赘增生的部位及程度。颈椎动力位片可以显示各颈椎间隙的变化。双斜位片可以观察小关节面、神经根孔的情况。颈椎 CT 对判断骨性结构的改变更为准确，比如椎管狭窄程度、后纵韧带骨化的程度和范围，以及椎间孔狭窄的程度。颈椎 MRI 对软组织显示更为清楚，能够准确判定椎间盘退变程度、突出的部位和突出物种类、神经根受压的程度和范围等。因此，怀疑有颈椎方面的疾病，需要到正规医院寻找专业的脊柱外科医师，以免耽误疾病的诊断和治疗。

107. 神经根型颈椎病能保守治疗吗

神经根型颈椎病大部分可以保守治疗。非手术治疗包括：①颈托保护，限制颈椎过度活动。②枕颌带牵引可解除肌痉挛、增大椎间隙、减少椎间盘压力，从而减轻神经根的压力和对椎动脉的刺激。③推拿按摩对早期颈椎病有减轻肌痉挛，改善局部血循环的作用。但需要注意手法一定要轻柔，不宜次数过多，力量过大反而会增加损伤。④理疗可以起到促进神经炎性水肿消退和松弛肌肉的作用。⑤自我保健疗法。在工作中经常改变姿势，做颈部轻柔活动及上肢运动，有利于颈肩部肌肉松弛和改善血液循环。⑥药物治疗。目前尚无颈椎病的特效药物，所用的非甾体抗炎药物、肌肉松弛剂及脱水剂均属对症治疗。

对典型的神经根型颈椎病，最常用的治疗方法是颈椎前路椎间盘切除椎间融合术（ACDF），或后路椎间孔扩大成形术。然而，这些术式均存在一定的局限性和并发症。众所周知，ACDF 会减少颈椎活动度并引起邻近节段退行

特别提醒

及时手术避免严重后果

如果经过正规的非手术治疗 6 周以上，症状仍未缓解，而且病情进行性加重，比如出现神经支配区域的肌肉萎缩、无力，急性剧烈疼痛难以忍受，甚至转变为脊髓型颈椎病的表现，应该及时采取手术治疗，解除神经压迫，以免神经受损难以恢复，造成严重后果。

性病变（ASD），以及脑脊液渗漏、伤口血肿／神经根炎，以及因不完全减压导致的翻修手术等并发症。

随着脊柱微创技术快速发展，高清视频技术的实现，更大的工作通道／冲洗通道和吸引通道，以及先进的内镜下器械，包括镜下磨钻、Kerrison 咬骨钳等器械的出现，颈椎微创手术的适应证在不断拓展，可以实现更复杂的神经减压。目前主要是脊柱内镜前路经椎体或椎间隙髓核摘除术以及最常用的颈椎后路内镜下开窗减压髓核摘除术（Key-Hole 技术），它们具有明显的优点：出血少，软组织损伤小，术后疼痛少，保留颈椎活动度。

如果患者年纪轻，无明显骨赘增生，是单一节段的单侧椎间盘突出，且症状以压迫神经根为主，尤其适合选择脊柱内镜微创手术治疗。

108. 颈椎开放手术和微创手术有什么区别

我们讲的开放手术主要是指颈椎前路椎间盘置换术或融合术，以及后路椎板切除内固定术或开门术。当通过手术广泛切除维持脊柱稳定性的椎间盘、后纵韧带甚至附件结构，椎体之间就会出现不稳定，必须通过内固定来维持颈椎的稳定性。根据设计理念不同，固定颈椎的方式有两种，一种是融合理念，即用钛板和椎间融合器进行固定融合，增加了颈椎的稳定性；另一种是非融合理念，将切除的椎间盘置换上一个人工的椎间盘，也称人工椎间盘置换，既能保证椎体之间的高度，也保留了患者原有较好的颈椎活动度，但对于本来颈椎就存在失稳的现象，人工椎间盘置换就不合适了。

微创手术通过脊柱内镜直接切除病灶组织，避免了损伤颈椎小关节，保留了颈椎运动节段。但这个手术需要术者具备较高水平的手术技巧和良好的解剖学基础，错误的操作会产生严重的后果。微创手术并不适用于所有患者，理想的适应证是孤立的、单侧的、比较大的软性椎间盘突出，如果伴有明显的骨赘、椎管狭窄、脱位是不适合微创手术的。

109. 什么叫 Key-Hole 技术，它的适应证是什么

Key-Hole 技术是指在小切口、椎间盘镜或内镜辅助下，通过颈椎后路开窗减压摘除突出的髓核组织，整个手术不切除棘突、保留大部分关节结构，

基本不影响颈椎稳定性。

　　为了获取最佳手术效果，必须严格选择患者。最理想的适应证是孤立的、单侧的软性椎间盘突出或在椎间孔层面有骨赘形成并对颈神经根造成压迫，不伴有中央椎管狭窄、颈椎不稳等情况的神经根型颈椎病。

　　患者全麻后，取俯卧位，透视定位，确认手术节段间隙。取 1cm 纵向切口，分离后扩张器逐级扩张，建立工作通道，用镜下动力磨钻将手术节段的上、下椎板与椎间孔开孔，呈钥匙孔样。这个钥匙孔的大小不影响关节的稳定性。随后，在内镜下应用射频、髓核钳、枪钳等器械切除突出的椎间盘和骨赘，术中可见神经组织松弛，减压彻底，一针缝合切口。

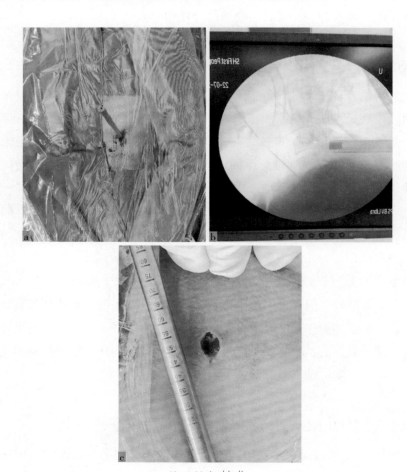

Key-Hole 技术

a. 逐级扩张软组织；b. X 线下确定工作套筒位置；c. 颈椎内镜手术切口（仅约 7mm）

第四章　颈椎疾病微创术后康复及保健预防

110.颈椎微创术后怎样佩戴颈托

颈椎微创术后 1～2 周是康复初级阶段，以避免伤口感染、减少疼痛、保持上肢灵活性为主要目标，除卧床时外，其余时间应正确佩戴颈托，保证颈椎处于中立位。

颈椎微创术后需佩戴颈托，这不仅起到固定作用，也给我们一个心理暗示：脖子刚做完手术，需要休息，不能过度活动它。同时，也是在提醒身边的人，你现在是受保护人群。所以在手术前最好提前准备颈托，一般首选高分子材料的医用可调节式颈托。其特点是支撑力好，固定牢靠，并且有一定的牵引作用。建议佩戴时以口能张开一半的松紧度为最佳。如不能张口，说明佩戴过紧；如可以自由张口说话、进食，说明佩戴过松。

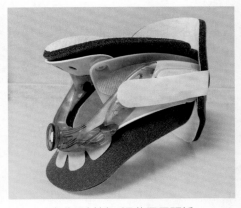
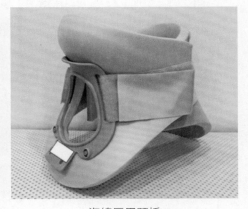

高分子材料可调节医用颈托　　　　　　　　海绵医用颈托

如果没有特殊情况，手术及术后恢复顺利，一般术后佩戴颈托 2 个月左右。术后 1 个月后就可以恢复办公室工作，并开始逐渐加强颈后肌群锻炼。3 个月内日常出门、乘交通工具时均需要佩戴颈托，保护颈椎。

111. 颈椎微创术后什么时候可以开始康复锻炼

术后 3 周开始，多数患者可以开始进行简单的康复训练，如肩关节的主动活动练习，但是肩关节水平以上的训练应该避免。在保持颈椎中立位条件下，鼓励患者增加上肢软组织的运动和灵活性。

术后 4 ~ 8 周，这一阶段可以将平衡训练和颈部肌肉的等长训练加入日常康复训练中，其中需注意是否存在根性疼痛或感觉异常，这表明神经可能被拉伸或存在潜在的激惹。同时，在术后 4 ~ 6 周需前往门诊再次进行影像学评估。

术后 9 ~ 12 周，这一时期患者可以进行一些肌肉耐力的训练，尤其是针对颈深肌群的训练，同时逐步恢复正常的工作和生活。

虽然不同的患者可能接受一样的手术，但是患者的年龄不同，伴有的基础疾病也不同，因此术后康复方案也是不同的。老年患者常伴有基础疾病，身体修复能力较差，因此术后的康复方案也更保守，可适当降低康复强度，延迟下床活动时间，增加心肺功能训练，预防并发症。

112. 帮助恢复颈椎健康的 5 组运动

颈椎微创术后的康复锻炼，主要目的是加强颈椎周围肌群尤其是颈伸肌群的力量和耐力，维持颈椎的稳定性。从术后 4 周起，患者可以开始进行以下康复锻炼，最初可以在颈托保护下进行。

（1）耸肩运动：取坐位、站立位均可，双手叉腰，两肩耸起后，停留 5 秒，再将两肩用力下沉，此过程算 1 次，每组 10 次，每天 3 组。

（2）舒展肩关节运动：取坐位、站立位均可，双手叉腰，两肩先向前旋转 360°，再向后旋转 360°，此过程算 1 次，每组 10 次，每天 3 组。

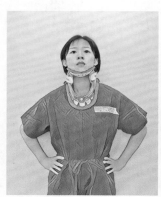
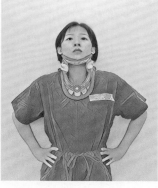

耸肩运动

（3）颈部活动度练习：取坐位、站立位均可，放松颈托，松紧度以能放入两个手指为宜。

缓慢低头，回到原位保持中立，缓慢后仰，回到原位保持中立。每次保持 5 秒，每次间隔 5 秒为一次。每组 10 次，每天 3 组。

（4）颈部抗阻力练习：取坐位、站立位均可，双手放于前额并给予一定向后的力量，头部始终保持中立位。双手放于枕后，给予一定向前的力量，头部始终保持中立位，对抗来自手的阻力。每次保持 5 秒，每次间隔 5 秒为一次。每组 10 次，每天 3 组。

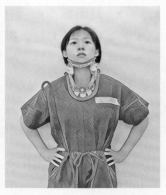

舒展肩关节运动，肩关节分别向前、向后旋转 360°

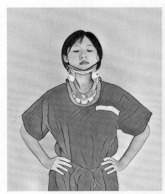
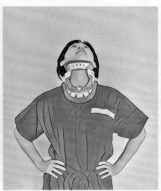

颈部活动度练习

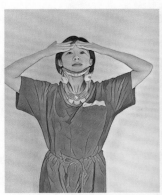
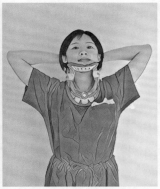

颈部抗阻力练习，头部对抗来自双手的阻力

（5）抗阻侧屈练习：一只手放于头的一侧，给予一定向前的力量，头部始终保持中立位，对抗来自手的阻力。每次保持 5 秒，每次间隔 5 秒为一次。每组 10 次，每天 3 组。

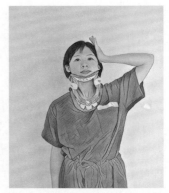

抗阻侧屈练习，头部对抗来自手的阻力

113. 给我们的颈椎做"双减"

现代人的日常工作方式不可避免地使我们需要长时间伏案工作，很多年轻人下班回家还忍不住低头刷手机、玩电脑，导致颈椎的"上班时间"远超 8 小时，且始终处在紧张和过度负荷的状态。有研究表明，当我们低头至 15° 时，颈椎所受的压力是抬头时的两倍，而当我们增加低头角度至 45° 时，这一压力达到了抬头时的 4.5 倍！很多读者看到这里也许吓了一跳，并下意识地揉了揉脖子，但这就是事实，我们的颈椎承受着这个年龄不该承受的压力。所以，是时候给我们的颈椎"减负"了！

这里所说的"双减"，一是要减少伏案低头的时间，二是要减少不良的姿势和习惯，如避免脖颈前探，改善不良坐姿，调整睡姿和枕头高度等。同时，也可以通过锻炼增强颈背部肌肉，保持颈椎的稳定和抗疲劳能力。

（1）避免长期低头的姿势：这种体位会使得颈后方的肌肉、韧带长时间受到牵拉而劳损，诱发椎间盘发生退变。久而久之还会带来脖颈前探、圆肩驼背等体态问题。通常来说，每伏案工作半小时到一小时应起身活动颈椎。同时改变不良的工作和生活习惯，如半躺在床头和曲颈斜枕姿势看书、看电视。

（2）调整枕头至合适的高度：一般来说成年人颈部垫高 10cm 左右为宜，颈椎病或颈椎椎管狭窄的患者可适当降低。枕头高度过高会使颈部处于屈曲状态，其结果与低头姿势相同。侧卧时，枕头要加高至头部不出现侧屈的高度。

（3）避免颈部外伤：对于存在颈椎间盘突出并处在临界压迫状态的患者来说，颈部外伤很容易导致病情急性加重甚至瘫痪，所以更要注意保护好自己的脖子。乘车外出应系好安全带并避免在车上睡觉，以免急刹车时因颈部肌肉松弛而产生挥鞭样损伤。出现颈肩和上臂疼痛时，在明确诊断并除外颈椎管狭窄后，可行轻柔按摩，避免过重的旋转手法，以免损伤椎间盘。

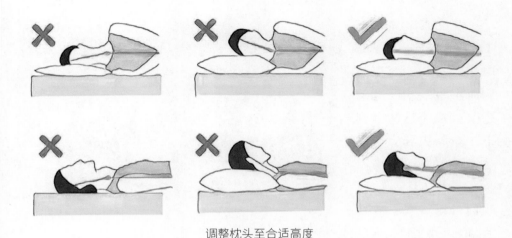

调整枕头至合适高度

（4）避免风寒、潮湿：夏天注意避免风扇、空调直接吹向颈部，出汗后不要直接吹冷风，或用冷水冲洗头颈部，或在凉枕上睡觉。

114. 圆肩驼背头前伸的，快来学习快速放松

哪怕长得再美丽再帅气，如果圆肩驼背头前伸了，气质都会大打折扣。这种姿势不仅使人外观看上去不够挺拔自信，更糟糕的是会加重颈椎的负担。

头前伸，又称脖颈前探，这种体态通常伴随着圆肩驼背。判断脖颈是否前探的方法是在自然站立状态下从侧方观察，如耳垂的垂线在肩部的上方则为正常，如在肩部前方则认为存在脖颈前探。

纠正的思路是要重新建立颈部肌肉的平衡，主要包括放松颈部前侧肌群（以胸锁乳突肌为主）及加强颈后侧肌群（半棘肌、多裂肌、肩胛提肌等）。具体来说可以尝试以下方法，每次 5~10 分钟，每日 2~3 组。

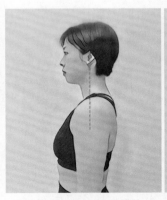

正常位置，耳垂的垂线位于肩部上方

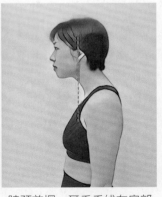

脖颈前探，耳垂垂线在肩部前方

坐位或站立状态下，将头转向一侧，此时很容易找到对侧的胸锁乳突肌。用手指的指节或按摩球从上到下按摩胸锁乳突肌以达到放松的目的。

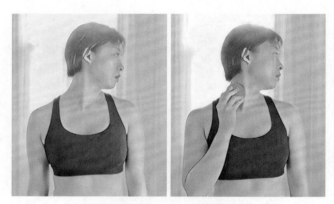

使用按摩球放松紧张的胸锁乳突肌

完成以上动作后，我们可以将双手放在后脑勺，用力将头向后方与双手对抗，找到颈部后方肌肉发力的感觉，同时收紧下巴，保持均匀呼吸。这一动作可以加强颈后肌群的力量，也让我们更好地感知这一肌群，建立身体知觉，有意识地控制该肌群发力。

115. "低头族"如何避免脖子僵硬

长时间坐在办公桌前或低头玩手机，脖子很容易产生僵硬感，再加上着凉或是枕头高度不合适，就会出现传说中的"落枕"。那么如何放松我们的颈椎，避免僵硬感的产生呢？

首先我们要确定是哪一块颈椎椎节出现了问题。可以尝试用手触摸颈后方突出的棘突，从第7节最突出的部位，也就是所谓的"富贵包"开始，逐节向上按压，如果感到哪一节比较酸痛，那么这就是问题节段。

然后，可以用一块毛巾绕在脖子上，然后两手抓住毛巾的两端用力把脖子往前拉，但是两只手用力不同。当头向右转时，左手力量稍大，而右手力量稍小，用力拉的同时，头缓慢转动，这时会发现自己转头的幅度比原来大一些，并且不会伴有僵硬疼痛等感觉。向左转头时同理。

如果你感觉头向后仰有困难，那么可以双手平衡发力往前拉，头缓慢后仰，同样可以帮你消除僵硬感。

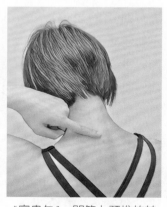

"富贵包"，即第七颈椎的棘突，是重要的生理体表标志

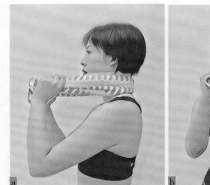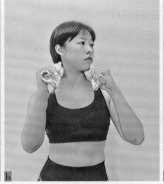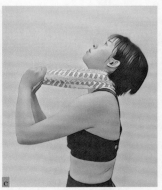

使用毛巾快速放松僵硬的脖子：a. 双手用力抓住毛巾两端，向前方拉伸，颈部用力对抗阻力；b. 右手力量稍大，同时头缓慢向左转动，反之亦然；c. 双手向前平衡发力，头向后仰，对抗阻力

116. 得了颈椎病、腰椎病，到底该"休息制动"还是"加强锻炼"

许多患者因椎间盘疾病前来就诊时，医生都会嘱咐休息制动，戴腰围、颈托固定，最好能休息、少动。但与此同时，又强调锻炼的重要性，这时患者脑海中就产生了疑问：究竟是该休息还是锻炼？部分患者甚至自动过滤了后半句，彻底休息而放弃一切运动，这样反而使症状容易出现反复。

其实，这个道理很容易理解，大部分患者前来就诊是因为外伤或某种姿势引发腰背部或颈部疼痛，说明此时正处于颈椎病或腰椎病的急性期，需要严格制动，避免活动反复刺激病灶处。而当数周后症状逐渐缓解，疾病进入稳定期，就应当逐步开始锻炼。在脊柱康复过程中，合理的运动治疗处方可以缓解疼痛、改善关节活动度、纠正姿势、增强肌耐力、改善心肺功能。所以休息和锻炼并不矛盾。

117. 如何通过麦肯基疗法治疗颈痛

麦肯基疗法不仅可以治疗腰痛，对于颈椎的康复同样有一套独特的治疗方案。治疗颈痛共有 7 个练习，每个练习的侧重点不同，下面让我们开始练习吧。

练习一：坐姿头部回缩

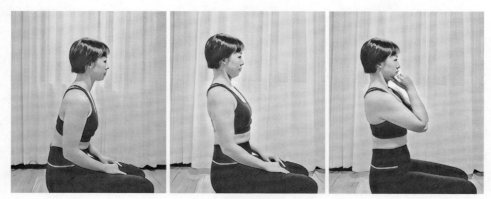

坐姿头部回缩

　　坐在一把平稳的椅子上，平视前方，完全放松，此时你的颈部会自然向前伸出一点。这时，请缓慢且平稳地向后移动你的头部，在做这个动作的时候请不要把下巴翘起来，类似于做双下巴的动作，然后保持"双下巴"几秒钟，再还原。

　　注意：此练习用于颈部疼痛的第一组练习，如果做这个动作感到疼痛，那么可以用练习三来代替一。

练习二：坐姿颈部伸展

　　保持双下巴姿势，然后抬起下巴，头部后仰，像是仰望天空一样。注意，做这个动作的时候不要前移颈椎，尽量后仰头部，并缓慢小心地将头部向左

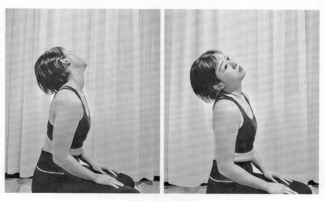

坐姿颈部伸展

右两方转动，与此同时，进一步向后仰头，几秒钟后恢复起始姿势。

练习三：平躺头部回缩

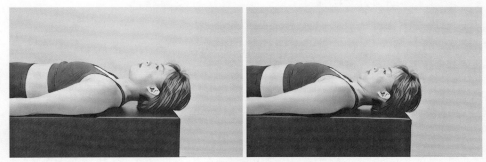

平躺头部回缩

平躺在床上，不要使用枕头，头部不要顶住床板，放松肩膀和手，眼睛向上看，使用头部的力量向下用力，收紧下颚，做"双下巴"姿势，然后保持此姿势几秒钟，再恢复原位。

注意：本项练习主要用于急性颈椎疼痛的治疗，如果在之前的练习中感觉疼痛，可以用这个练习代替。

练习四：平躺头部伸展

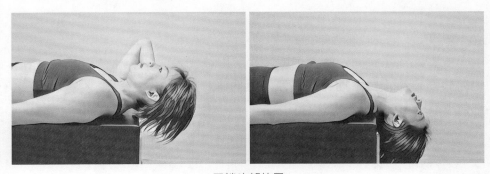

平躺头部伸展

仰卧，头部离开床沿一直到肩部，用一只手撑住头部，然后缓慢地仰头，逐步把手移开，并且尽量看地板，保持这一姿势的同时，缓慢地将头部向左右看，并继续往后仰，并且保持这一姿势 1～2 秒，再回到原处。

注意：本练习也同样是用于急性颈部疼痛治疗，但是在做此练习之前需做练习三。

练习五：颈部侧弯运动

坐姿，平视前方，保持练习一的颈部回缩姿势，做"双下巴"姿势，然后将颈部向一侧弯曲，让一只耳朵靠近肩膀，保持这个姿势几秒钟，然后还原。

注意：重复几次练习一之后再开始本项练习，此练习对单侧疼痛或者偏向某侧疼痛有效。

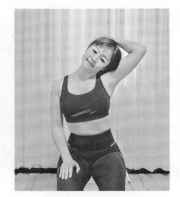

颈部侧弯运动

练习六：颈部转动

坐姿，平视前方，保持练习一的颈部回缩姿势，做"双下巴"姿势，然后将头部缓慢地向疼痛的那一方旋转，等转向一侧的痛感与转向另一侧的痛感相当了，或者感觉不再疼痛时，保持姿势几秒钟，再恢复"双下巴"姿势。

注意：重复几次练习一之后再开始本项练习，此练习对单侧疼痛或者转向某侧疼痛有效。

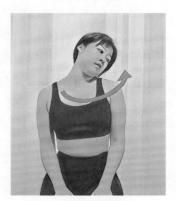

颈部转动

练习七：坐姿颈部弯曲

坐姿，目视前方，低头含胸，让下巴缓慢地向胸部移动直至贴近胸部，可以用手辅助头部向下。

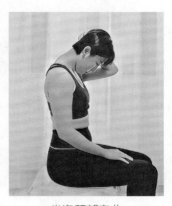

坐姿颈部弯曲

118. 如何通过瑜伽伸展放松脖子

瑜伽中其实有很多动作可以帮助我们放松脖颈周围的肌肉，适合长期伏案工作的人进行自我牵伸治疗。

（1）颈伸肌伸展：因为长期处在低头的姿势，我们的颈伸肌始终处于紧绷的状态，需要进行一些牵引放松。可以取坐位或是站位，双手交叉置于脑后，吸气抬头挺胸，呼气夹紧双肘，缓慢低头，使下巴尽量贴近胸口。此时可以感觉颈后肌群的伸展。

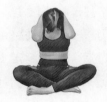

颈伸肌伸展

（2）颈屈肌伸展：同样取坐位或是站立，双手交叉，手掌置于前额，吸气同时缓慢将头向后拉，直至鼻尖正对天花板。

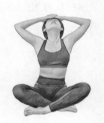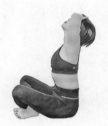

颈屈肌伸展

（3）颈伸肌群回旋伸展：取坐位或是站立，后背挺直，将右手跨过头顶置于左耳朵后方，头向左侧旋转的同时向右侧倾斜，视线看向左侧。此时可以感到左侧颈后肌群的伸展。保持 5 ~ 10 个呼吸后换对侧。

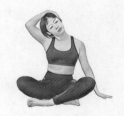

颈伸肌回旋伸展

第五章　腰椎管狭窄症、脊柱不稳 / 滑脱及其微创治疗

119. 走一段路腿就不听使唤，可能要去查查腰椎

相信有些患者有过这样的经历：坐着或躺着的时候双腿没有任何不舒服的感觉，但走一站路甚至在小区里走几步，一条腿或者两条腿就会出现疼痛、发麻、酸胀，没有力气，走不动路，必须立即蹲下来或者坐下来休息一段时间才能缓解，休息过后才能继续走上几步。有些老年患者往往认为这是年龄增大后的自然现象，其实事实并非如此。这种情况在医学上称为"间歇性跛行"，属于腰椎管狭窄症的表现。

腰椎管狭窄就好比失于维护的自来水管，由于年久失修，内壁生锈，管壁上水垢杂质堆积，出水越来越小，这种情况没有引起足够的重视，一拖再拖，时间长了，终致管腔阻塞，水流中断，使脊髓和神经受压迫。

还有一个很有意思的情况，就是患者走路不方便，但是骑自行车时却不会出现不舒服，这是什么原因呢？那是因为我们走路的时候，腰椎前凸加大，黄韧带处于松弛状态，椎管腔相对狭窄，会使神经受压加重；但是骑自行车的时候，腰部处于弓腰的状态，此时黄韧带处于紧张状态，椎管容积相对变大，所以症状也就不会出现了。

特别提醒　　除了腰椎管狭窄症会引起间歇性跛行外，下肢动脉硬化闭塞症患者的下肢血管堵塞后也会出现"间歇性跛行"，因此建议患者当出现此类症状时，应及时到医院就诊，由专业的医生协助鉴别诊断。

120. 老年退变性腰椎管狭窄症可以做微创手术吗

退变性腰椎管狭窄症手术方式分为传统的开放手术和微创手术。手术的目的都是相同的，就是解除神经在椎管内、神经根管内或椎间孔内所受的压

迫。传统的开放手术优点是清除彻底，不容易复发。但是传统手术有刀口大、骨关节及软组织破坏多等缺点，特别是对于老年患者来说，椎管狭窄手术范围大，手术时间长，增加了手术的风险。而微创手术可以缩短手术时间，减少出血量，减少软组织牵拉、损伤，减小手术切口。特殊设计的微创手术器械，使得较小的手术切口能够直接抵达需要减压的手术区域而减小创伤。因此，某些老年退变性腰椎管狭窄症在经过专业的脊柱外科医师充分评估后，是可以进行微创手术治疗的。

目前治疗退变性腰椎管狭窄症主要的微创技术有以下几种。

（1）MIS-TLIF手术（椎旁肌间隙入路）：与常规的后路全椎板切除术相比，保留了棘突、棘间韧带、棘上韧带、椎板及对侧的小关节，对脊柱的稳定性破坏相对较小，也无需向两侧广泛剥离椎旁肌肉，椎旁肌损伤小，术后遗留腰背痛轻，腰背肌肉功能恢复更快。

（2）可扩张通道系统：该通道系统优点是通过局部"开窗"潜行减压，可以同时解决椎管狭窄和神经压迫问题，也可以在通道下进行固定及椎间融合。具有手术时间短、术中出血少、组织损伤轻、康复时间快等优点，是治疗腰椎椎管狭窄症疗效确切的微创手术方式。

（3）后路椎间盘镜系统（MED）：椎间盘镜手术具有创伤小、恢复快、手术及住院时间短、术后下床活动早、减少手术并发症并降低综合医疗费用的优点。

（4）脊柱内镜（ULBD技术）：ULBD手术即单侧半椎板切除双侧椎管减压，是近几年来新兴的微创脊柱内镜手术，主要是通过单侧半椎板切除达到双侧椎管减压的效果，适用于具有双侧下肢症状的患者。该技术作为脊柱微创内镜手术，可以在充分保留腰椎后方稳定结构的前提下，对双侧侧隐窝及中央椎管进行有效的减压。

121. 腰椎为什么会滑脱，会瘫痪吗

一些中老年患者因为腰痛来医院就诊，经过拍片检查以后，医生诊断为"腰椎滑脱"，片子报告上还写着"峡部断裂""椎弓崩裂"之类的名词，看上去很吓人。患者一脸惊惧：腰椎怎么会滑脱？不会瘫痪吧？

我们正常人的腰椎是排列整齐的，就好像一幢楼房一样。可是由于年久

失修，风吹雨打，楼层（腰椎）与楼层（腰椎）之间发生了松动，产生了前后的错位，这就叫"腰椎滑脱"。如果两个层楼之间的楼梯（峡部）也断了，这就叫"峡部断裂"。可想而知，发生了滑脱的腰椎就像摇摇欲坠的大楼一样，很容易产生问题。腰椎滑脱最常见的病因是随年龄增加而发生的退行性变化，也有因为运动损伤、先天或感染等原因而造成的。腰椎滑脱主要表现为腰痛，弯腰时疼痛明显，有时候会有弯腰后直不起腰的感觉。如果腰椎滑脱以后压迫了神经，也会出现神经压迫的症状，比如下肢放射痛、下肢发麻、肢体没有力气、肌肉萎缩等。

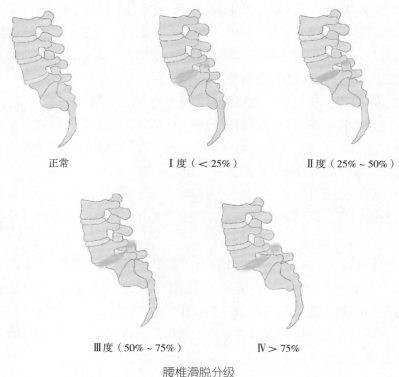

正常　　　　　Ⅰ度（＜25%）　　　　Ⅱ度（25%~50%）

Ⅲ度（50%~75%）　　　　Ⅳ＞75%

腰椎滑脱分级

在腰椎斜位X线片上，正常椎弓及附近的影像好似一条小狗：狗的眼睛是椎弓根，鼻子是同侧横突，耳朵是上关节突，前后腿为同侧和对侧的下关节突，狗脖子是上下关节突之间连接的峡部，如果发生了峡部断裂，在峡部可见一条裂缝，医生们形象地称此现象为"狗脖子断了"或者"狗脖子戴了条项链"。这是腰椎滑脱峡部断裂的典型X线表现。

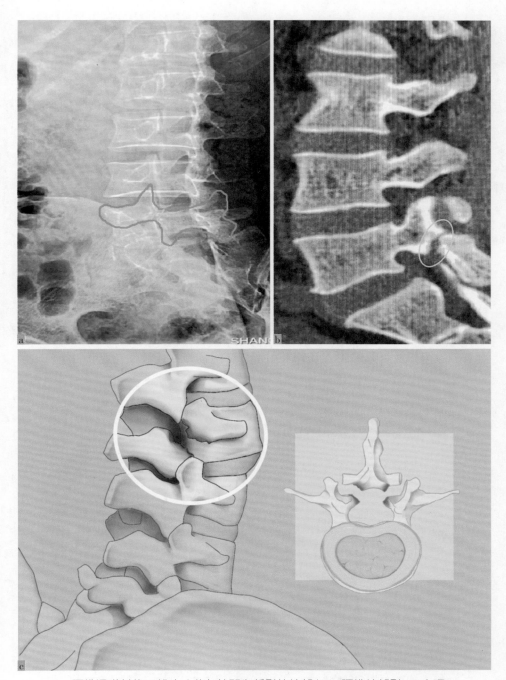

a. 腰椎滑脱斜位 X 线片（黄色处即为断裂的峡部）; b. 腰椎峡部裂 CT 表现;
c. 腰椎峡部裂示意图

122. 退变性腰椎滑脱症的微创手术方法有哪些

传统手术是腰椎正中切开一个大口子，切开筋膜、肌肉，置入椎弓根螺钉进行提拉复位，切除椎间盘后置入椎间融合器，起到骨性固定融合的作用。随着微创理念的不断发展，越来越多的脊柱外科医生倾向于进行微创手术治疗。微创的理念主要体现在以下几个方面。

（1）手术入路

后路小切口 Wiltse 入路采用棘突旁多裂肌肌间隙进入，显露至手术部位，其优点是不需要进行椎旁肌肉的广泛剥离，顺肌纤维方向纵向撑开，对肌肉的牵拉较轻，对肌肉损伤小，术后发生瘢痕粘连的可能性小。

（2）经皮置入椎弓根钉

仅仅在皮肤上切几个 1cm 左右的切口，切开皮下及筋膜，从肌间隙进入，到达关节突，透视下依次置入穿刺针、导丝、扩大管及保护套管，丝攻扩大钉道，再将椎弓根螺钉通过导丝拧入椎体，利用特定的套筒进行滑脱复位。该技术的优势是手术切口小，避免了对椎旁肌肉的大范围剥离，创伤小，出血少，保留了骶棘肌的附着及棘上韧带、棘间韧带的连续性与完整性。

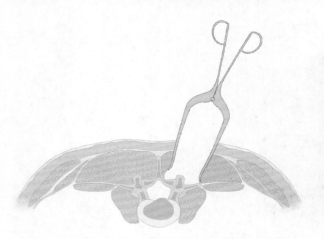

后路小切口 Wiltse 入路

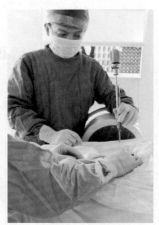

经皮椎弓根螺钉技术

（3）微创腰椎融合术

微创小切口侧前方腰椎间融合术（OLIF 手术），该术式不剥离椎旁肌肉，不破坏骨性结构，切口小，出血少，创伤小，术后恢复快，符合微创理念；

与单纯前路手术相比，牵拉前方大血管及腹膜内容物少，减少了腹腔脏器及大血管损伤；直视下进行椎间盘显露，能降低节段动脉及神经损伤发生率；直视下椎间处理更彻底，植骨床准备更充分，可选择大尺寸的融合器，能够充分恢复腰椎生理前凸角度与恢复椎间高度。但仅适用于轻中度滑脱患者。

微创极外侧入路腰椎间融合术（Mini-XLIF），该术式采用侧方经腹膜后间隙入路，经腰大肌间隙，在微创通道下切除椎间盘，通过置入横跨椎体左右两侧的椎间融合器，恢复椎间隙高度及重建腰椎生理前凸，达到有效减压的效果，保留了后方小关节、肌肉及韧带的完整性。术中出血量少，手术时间短。

微创后路腰椎椎体间融合（Mini-PLIF），该术式是对后路腰椎椎体融合术（PLIF）的微创改进。完成 X 线定位后，于对应病变节段后中线旁 2.5cm 处做约 2.5cm 小切口，用扩张器分离椎旁肌肉，安装带光源微创通道或 MED 内窥镜系统，完成微创减压、切除椎间盘、处理终板，完成融合器椎间植入，最后结合经皮椎弓根螺钉置入，完成手术。

微创经椎间孔椎体间融合术（MIS-TLIF），该手术的优势在于不需要过度牵拉神经根，很少造成硬膜囊及神经根损伤，显著减少了术后并发症的发生。此外，投射光源可直接进入手术管道，视野集中，亮度强；还可术中采用手术显微镜放大术野，图像清楚，立体感强，具有很好的操作深感，神经根、静脉丛、硬膜等组织分辨率高，减少了操作时对神经、血管等组织的损伤。

123. 脊柱内镜可以治疗退变性腰椎滑脱症吗

对于退变性腰椎滑脱症，脊柱内镜是否有用武之地呢？答案是肯定的，脊柱内镜作为辅助技术，可应用于轻中度腰椎滑脱症的微创治疗，可以减少组织损伤。

脊柱内镜可进行侧后路椎间孔减压，松解受压的神经根。镜下磨除上关节突腹侧部分骨质，充分扩大椎间孔。切除部分黄韧带、后纵韧带及椎间盘组织，可充分减压神经根。对于需要融合的轻度滑脱患者，可同时切除椎间盘后从侧后方植入椎间融合器。

脊柱内镜辅助后路镜下腰椎椎体间融合术（P/T—Endo—LIF）：从后路置入内镜后，切除部分或全部上下关节突、上下椎板、黄韧带、峡部瘢痕，充分松解后部结构后，进入椎管暴露椎间盘，以铰刀、刮勺处理软骨终板及髓核，摘除椎间隙内松动的髓核及软骨终板后，镜下将融合器植入椎间隙。该技术的优点是手术切口小，出血少，对肌肉及软组织影响较小；松解减压融合过程在内镜直视下完成，视野清晰；有利于术后快速康复，有助于减少住院时间。

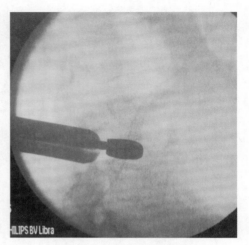

镜下侧后方植入椎间融合器

第六章　脊柱骨折及其微创治疗

124. 为什么老人只是"扭个腰"就腰椎骨折了

前几天，80岁的李大妈弯腰拿东西时不慎扭伤了腰，总感觉腰背疼痛，卧床后连翻身都难。她以为是腰扭伤了，在家用膏药外敷、药酒外搽，也去了社区医院做按摩和推拿，但效果不好，仍然腰痛明显，活动困难，尤其是起床时更痛。后来去医院检查腰椎磁共振，发现原来是腰椎骨质疏松性骨折。李大妈及其家人百思不得其解，为什么这么容易就会腰椎骨折呢？

李大妈腰椎压缩性骨折主要是因为骨质疏松。骨质疏松性骨折多发生于老年人，尤其是绝经后的老年妇女。主要是由于骨质疏松症导致的骨密度和骨质量下降，骨强度降低而引起的骨折。据统计，仅美国每年发生脊柱骨质疏松性骨折就有70万例，中国每年新增的骨质疏松性椎体骨折患者约有180万，大多数为老年患者，4年内死亡率高达49.4%。并且随着老龄化时代的到来，会有越来越高的发病率。

骨质疏松性脊柱骨折比较隐蔽，老年人不像年轻人一样有明显的外伤史，比如骑车摔倒了，或是车祸导致了外伤，让人立即会想到是不是骨折了。这类患者可能只是简单地搬一盆花、拎半桶水或弯腰捡东西，甚至坐一次公交车，却引起脊柱压缩性骨折。多表现为下腰痛或腰骶部疼痛，疼痛活动时明显，如起床或坐位起身，平卧多明显缓解，很容易当成普通腰扭伤来治疗，从而导致长久不愈。同时，一个椎体压缩会导致另一个椎体更容易发生骨折，患者常常表现为慢性腰背疼痛、脊柱后凸、身高变矮、脊柱弯曲，从而造成心、肺、胃等内部器官受压，进一步影响心肺功能及消化功能，使身体健康状态全面下降。

125. 如何判断老人是不是发生了脊柱骨质疏松性骨折

如果老年人在咳嗽或者轻微用力的情况后，就出现了严重的背部疼痛，起床都有困难，那么患者应该首先要去医院的脊柱外科，请专业的医生检查。最常见的辅助检查的方法就是拍 X 线片，简单、方便、快速。通过做 X 线检

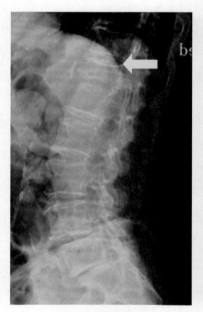

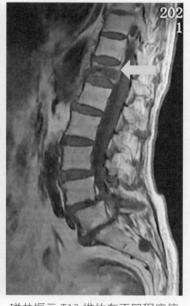

X 线示 T12 椎体楔形变　　　磁共振示 T12 椎体有不同程度信
号改变，提示新鲜骨折

查，压缩特别明显的骨折是能够显现出来的。但有时候骨折较为轻微，压缩变形不明显，骨折线不是很明显，这样的话，通过拍片子就很难看出是否骨折了。

这时，磁共振检查可以对患者进行全脊柱薄层扫描，即使 X 线、CT 片上骨折线不清楚，因骨折导致的血管损伤可引起骨髓及周围组织水肿出血，这些变化可以清晰显示于磁共振图像中。医生可以从磁共振图像中较好地判断出患者的骨折位置和神经压迫情况，有利于选择合适的治疗方案。

126. 老年人脊柱骨质疏松性骨折，可以保守治疗吗

老年人脊柱骨质疏松性骨折，可以选择保守治疗，需要绝对卧床休息（大小便都需要在床上）至少 3 个月，同时配合抗骨质疏松药物、止痛药物等进行治疗。但是，老年患者卧床制动后，会导致骨量进一步快速流失，进一步加重骨质疏松症；老年人骨折愈合过程缓慢，恢复时间长，很容易发生骨折不愈合。临床研究证实传统保守治疗方法很容易造成心肺功能下降、消化不良、泌尿系统感染、肺炎及压疮等并发症，增加老年患者的死亡率。

简单地说，保守治疗要求患者长时间（3 个月）地忍受骨折带来的"痛苦"，并且需要预防各种严重的并发症，而微创椎体成形术可以快速、有效地解决骨折带来的疼痛，患者只需忍受一次手术的风险和"痛苦"，可谓是变"长痛"为"短痛"，能够尽快恢复正常生活，关键是可以避免长期卧床可能带来的严重并发症。

有些老人脊柱骨折后经过一年多的保守治疗，还是痛得厉害。这是因为老年人身体愈合能力不如年轻人，骨折以后可能部分骨质缺血坏死，在椎体内出现了裂缝和空腔，引起骨折的不愈合。这种情况有一个专门的名称叫 Kummell 病。刚开始可能只有反复的轻微腰背疼痛，之后会出现一步步加重的疼痛，后期甚至出现"驼背"和脊髓压迫，严重影响患者的生活质量。此时，经皮椎体后凸成形术（PKP）可以利用球囊在骨折的地方创造出一个空腔，通过骨水泥的填充来填补空腔，既可以止痛，也可以更好地恢复椎体高度，防止骨水泥渗漏，防止椎体进一步压缩，是目前治疗骨质疏松性骨折不愈合的一项有效、可行的方案。

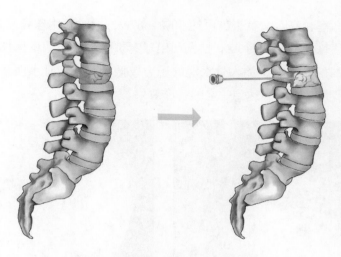

经皮椎体后凸成形术（PKP）

127. 听说"打一针"就可以治好椎体压缩性骨折，是真的吗

目前，微创椎体成形术已经成为治疗老年脊柱骨质疏松性骨折的主要手段，不仅安全有效，也可避免开放脊柱内固定手术的手术创伤和风险。尤其对于高龄、由于多种内科疾病而无法接受较大手术的患者，能够改善他们的生活质量，降低死亡率。注入的骨水泥，虽然名叫"水泥"，但其实是一种高分子化合物，学名叫作"聚甲基丙烯酸甲酯"。十几分钟左右骨水泥就可以固化，受损的椎体就获得了很好的强度和稳定性，整个治疗过程只需20～30分钟，术后24小时就可以进行离床活动。通俗地说，就是"打一针治好了骨折"。

从20世纪80年代开始，椎体成形术（包括PVP和PKP）因其创伤小、见效快等优点，被广泛应用于治疗老年骨质疏松性脊柱骨折，至今该手术在全球范围内已经开展了数千万例。如今，经皮椎体成形术（PVP）及经皮球囊扩张椎体后凸成形术（PKP）为代表的椎体强化术，是近年来发展迅速的一项脊柱微创技术，已逐渐成为治疗老年骨质疏松性椎体骨折的首选方法。通过经皮穿刺，将骨水泥注入病变椎体，能够即刻增加病椎强度，恢复病椎的力学稳定性。适用于椎体后壁完整、不合并神经症状的稳定性压缩骨折。

两者的不同之处在于，PVP要求在较高压力下注射低黏稠度的骨水泥，骨水泥渗漏率较高，文献报道可达 30% ~ 67%，同时未用球囊撑开压缩椎体，对椎体高度恢复有限；而 PKP 是先利用球囊扩张将塌陷的椎体撑开，再注入黏稠度较高的骨水泥，注入骨水泥的压力较低，可减少骨水泥渗漏，同时能够充分恢复伤椎高度，达到一定的矫形效果。

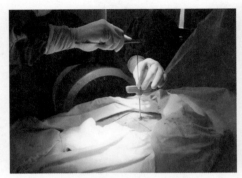
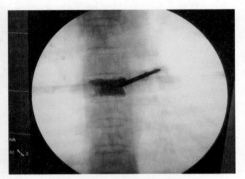

经皮椎体成形术术中穿刺　　　　　　穿刺通道建立完毕，注入骨水泥

128. 多个椎体骨质疏松性压缩性骨折，可以做椎体成形术吗

由于老年人全身骨质疏松的问题，往往有时候会同时造成好几个椎体压缩性骨折。几个椎体压缩性骨折治疗起来确实比一个椎体要复杂，使用的麻醉药物会增加，穿刺的次数会增多，手术时间会延长。老年人一般都有心脏病、高血压和糖尿病等多种疾病，长时间的俯卧位手术对心脏、肺部都会产生一定的影响。

针对这些情况，医生都会做好相应的准备和处理。首先，在开刀以前，我们会对患者做全面的身体检查，以此来评估患者是否"吃得消"这个手术。如果患者有高血压、糖尿病、心脏病等基础毛病，要请内科医生帮忙治疗，帮助患者把身体的情况调整到比较好的状态。其次，我们手术中有专业的麻醉医生和心电监护仪的监测，一旦发现异常可以及时处理。最后，手术的体位除了俯卧的姿势外，还可以采用侧卧的姿势，这样对心脏、肺部和腹腔的压力都比较小，可以减少患者不舒服的感觉，在手术中更好地配合医生的操作。

所以我们认为，在准备充分的前提下，一次性椎体成形术治疗几个椎体的压缩性骨折是可行的，这一点在临床实践中已经得到证实，我们的脊柱微创团队可以一次对 3～5 个骨质疏松性骨折的椎体进行椎体成形术，获得满意的效果。

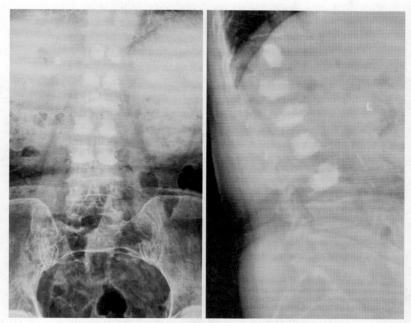

多节段骨质疏松性椎体压缩性骨折椎体成形术

129. 椎体成形术手术要多长时间，痛不痛

首先患者俯卧在手术床上，医生在患者腰背部用注射器打局麻药后，切一个 0.5cm 长的小口子，经过皮肤将一根穿刺针在 C 臂透视机监视下，插进骨折的椎体里面。在椎体成形术（PVP）过程中，在 X 光的定位下，通过微创管道，注入一种特殊的骨水泥到骨折的地方。椎体后凸成形术（PKP）则是通过管道，先插入一个特制的球囊，然后球囊变大，把塌陷的骨头撑起来，达到复位的效果。同时在疏松的骨质里撑出一个空腔，再将骨水泥打进骨折的椎体。十几分钟后，原先胶体状的骨水泥在人体内就会慢慢硬化，达到骨骼一般的强度，使原本发生骨折、疏松塌陷的脊柱椎体即刻恢复强度和一定的高度。这样手术就基本完成了，一般一个椎体的手术时间在半小时左右，

几乎不出血。切口只需缝合一针，术后 24 小时就能起床活动，前前后后的住院时间不过三四天。这个手术能够明显地减轻骨折疼痛，不用长期卧床，避免椎体进一步塌陷造成严重的驼背畸形。

进入手术室之后，医生和护士会将患者搬运到特殊的可透视手术床上，在整个手术过程中患者将一直处于俯卧（趴着）状态。接着护士和麻醉师会打针和输液，少量的镇静药物可以帮助患者保持安静，并缓解紧张的情绪。

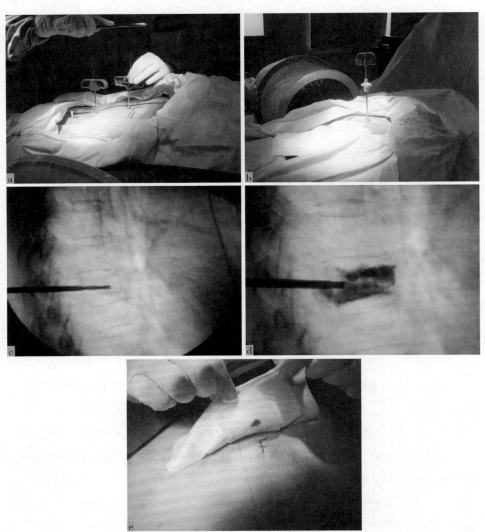

a. 经皮穿刺建立工作通道；b. 环钻扩张通道；c. X 线显示环钻精准到达目标位置；d. 注入骨水泥；e. 微创切口仅需缝合一针

患者可能会有点儿昏昏欲睡，但一直处于清醒状态，并能清楚地听到手术室里的谈话。手术开始的时候，在皮肤上用注射器打局麻药的时候会有点疼痛的感觉，这种感觉和平时打肌肉针的感觉差不多。之后插入穿刺针和注射骨水泥的时候，腰背部会有种酸酸胀胀的感觉。有时候医生会问患者一些问题，比如"疼不疼"，这时候要把真实的感受告诉医生，不用夸大，也不用不好意思说。医生还会问"双下肢有没有疼痛发麻的感觉"，这是非常重要的，因为这关系到手术的安全性。如果出现了一条或者两条腿疼痛发麻的现象，要马上告诉医生，医生会根据情况及时处理的。一般单节段手术过程大约半小时，手术后患者背部疼痛的感觉会有好转，待各项生理指标稳定后，转运车会将患者从手术室运送回病房。

130. "骨水泥手术"效果如何，术后多久可以吃饭、洗澡、下地

椎体成形术俗称"骨水泥手术"，止痛的效果很明显，术后 2 小时内疼痛可以缓解 80% 以上，可以说目前任何一种药物治疗，都达不到这么快速、有效的止痛效果。术后还可以有效地防止椎体进一步压缩、变形、后凸。

一般椎体成形术时间大约 30 分钟，术后 2 小时左右患者就可以下床大小便，1 天以后就可以戴着支具活动了。这就避免了长期卧床带来的诸如肺炎、压疮、尿路感染等并发症和护理上的不便，避免了长期卧床导致骨量丢失从而出现骨质疏松的恶性循环。

手术如果是在局麻下进行，手术后可以吃东西；如果是全麻下进行，那术后 6 小时才能进食。不过不要一下子吃得太多，食物不要油腻，以清淡的、容易消化的为主，比如米粥等；少吃多餐，尽量选择优质蛋白饮食，如鸡肉、鱼、虾等。

手术伤口 1cm 左右，只需要缝合 1 针就可以。术后 2 周，伤口基本愈合，可以来门诊拆线。在防水敷料保护下可以洗澡，但是不要泡澡，不要来回擦拭。一般骨水泥在人体内十几分钟后就会硬化，就已经有很好的止痛及支撑作用，但是如果患者年龄较大、身体情况复杂，那么术后最好卧床休息 2 小时，然后戴着支具可以下地适当活动。

手术后的早期还要以卧床为主，可以间断戴着支具下地吃饭、上厕所等。

随着脊柱疼痛和不舒服的感觉慢慢好转，可以增加下地活动的次数和时间，原则上是循序渐进，以不引起疼痛和背部不适为度。大约在手术后 1 个月就不必再佩戴支具了。手术后 3 个月、6 个月和 1 年左右的时候，常规到门诊复查 X 线片，观察骨水泥的位置、骨折椎体和相邻椎体的形状。同时复查骨密度和骨代谢情况，并进行正规抗骨质疏松治疗。

131. 椎体成形术有什么风险和不良后果吗

椎体成形术是一种快速、微创的修复手术，做完手术之后第二天患者就可以正常下地活动了。该手术的风险主要与骨水泥外渗有关。少量的骨水泥外渗通常不会产生什么问题，但大量的骨水泥渗入血管或椎管将产生比较严重的后果。例如，骨水泥可能会顺着骨折的裂缝或椎体血管进入椎管，引起神经压迫；穿刺过程中穿到神经可能会引起神经损伤，等等。那么，应该如何避免这些风险的发生呢？

首先要做好全面的检查，X 线、三维 CT 扫描和磁共振扫描缺一不可，术前医生会仔细阅片，术中对什么位置、什么方向可能会渗漏做好准备；其次，所有重要操作都要在透视监视下进行，医生可以在透视屏幕上清晰地看到穿刺针位置和骨水泥分布的情况，如果发现问题可以及时调整；大部分椎体成

特别提醒

重视预防老人术后再次骨折

我们在文献回顾和临床工作中发现，很多老年人在骨质疏松骨折做完椎体成形术后，过了 1 年甚至短短几个月，其他椎体又会再次出现骨折，这又是为什么呢？这是因为老年人的骨头普遍都比较疏松，而且是全身性的。在疏松的椎体里打入了比较坚硬的骨水泥，就像两块豆腐之间放入了一块石头，这块石头会支撑起豆腐，但是也会损伤到豆腐。因此椎体成形术并不能预防骨质疏松性骨折的发生，最根本的办法是提高自己骨头的质量，也就是要针对骨质疏松进行正规治疗，只有自身的骨头变硬了，那么发生骨质疏松性骨折的可能性才会大大降低，这就需要全面的、规范的抗骨质疏松治疗。

形术都可以在局部麻醉下进行，在术中患者可以清醒地与医生交流自己的感觉，更是大大减少了骨水泥渗漏而不自知的发生。我们团队通过多年的椎体成形术，积累了大量的手术经验，对每一位患者都有详细的术前计划和完善的术前检查，通过仔细评估相关危险因素，做到精准化治疗，手术中可以更好地避免骨水泥渗漏的发生，能够最大限度保证患者的安全。因此，并发症发生的概率非常小。

132. 除了脊柱骨质疏松性骨折，椎体成形术还可以治疗什么疾病

椎体成形术还可以治疗脊柱的各种良恶性肿瘤，包括椎体血管瘤和脊柱转移瘤。椎体血管瘤是脊柱的良性肿瘤，多数是在核磁共振检查时意外发现，这类血管瘤有时候也可导致椎体压缩性骨折或椎体塌陷。如果说肺癌的患者出现了腰背痛，那患者和医生都必须要提高警惕了。有可能是肺部的癌细胞，通过各种途径转移到了脊柱骨上继续生长。癌细胞"吃掉了"脊柱骨，产生了病理性骨折。

这种情况下，椎体成形术也有"用武之地"了。向病变的椎体内灌注骨水泥，可以起到填充、加固作用，防止椎体进一步破坏、压缩、变形，同时稳固骨折和碎片，减轻疼痛。此外骨水泥还具有热传导作用，能够破坏椎体内肿瘤细胞和神经末梢，具有明显的止痛和稳定效果，可以在很大程度上缓解癌症晚期患者的痛苦。

133. 老年骨质疏松性骨折什么时候需要做内固定手术

椎体成形术是治疗老年骨质疏松性脊柱骨折的有效方法，但是对于压缩程度特别严重、椎管内存在压迫的骨折，单纯采用椎体成形术并不能达到满意效果。对于严重的骨质疏松性胸腰椎压缩骨折，单纯椎体成形手术并不能为伤椎提供稳定，椎体高度也不能完全恢复。对椎体严重压缩并突入椎管的患者，骨水泥在椎体内部分布并不均匀，渗透入椎管的概率很大，可能造成严重的并发症。这种情况下往往需要通过椎弓根螺钉内固定来恢复椎体高度，并进行有效的椎管减压。

单纯使用后路椎弓根螺钉内固定虽然在外观上可以起到复位效果，但是骨质疏松患者椎体内骨小梁稀疏，螺钉把持力不够，随着时间延长，复位的椎体高度可能出现丢失，出现后凸畸形、顽固性腰背痛甚至螺钉松动、断裂的现象。而骨水泥螺钉则可以解决这个问题。骨水泥在螺钉周围弥散于松质骨中，形成螺钉—骨水泥—松质骨牢固复合体，从而使螺钉、骨水泥与椎体之间形成稳定结构，在重度骨质疏松椎体中显著提高螺钉的轴向拔出力，稳定性更好。同时也为椎体间植骨融合提供了局部稳定的力学环境，确保植骨融合成功，恢复椎间高度以及脊柱生理曲度，持续维持脊柱的稳定性，达到满意的长期临床效果。

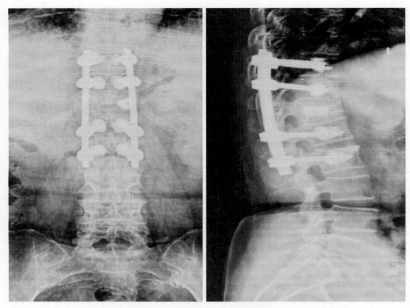

骨水泥螺钉 +PVP 治疗老年骨质疏松性胸腰椎骨折

134. 脊柱骨质疏松性骨折手术出院后要注意什么

患者手术出院后，居家时期应避免跌倒，可进行环境改造，在起床步行时应佩戴支具，在看护下进行活动训练。出院后需要定期复查 X 线片，了解骨折愈合、术后恢复及功能锻炼情况并及时补充营养。多食用高蛋白、粗纤维、富含维生素，易消化食物，促进骨折愈合，防止腹胀和便秘。

另外，老年人常常伴有全身性骨质疏松，所以需要积极抗骨质疏松治疗，其中钙剂和维生素 D_3 是最常用的补充剂，维生素 D_3 可以促进钙吸收。在避免阳光暴晒的情况下，每日尽量保证让更多的皮肤接受阳光直射 $1 \sim 2$ 小时，可以促进钙吸收及利用。严重骨质疏松症还需要更系统专业的终生抗骨质疏松治疗。

135. 外伤性脊柱骨折为何如此"凶险"

外伤性胸腰椎骨折比较多见于男性的青壮年，因为脊柱是人体的中轴支柱，主要起吸收冲击和缓冲震荡的作用。在突然的外力冲撞下，胸椎和腰椎交接的地方由于其特殊的生理曲线，受力最大，特别容易出现骨折。车祸外伤或者从高空坠落时，常常臀部着地，导致巨大冲击力向上传到胸椎或者腰椎甚至颈椎，从而引起骨折。

胸腰椎骨折后患者会有以下几个表现：局部出现剧烈的疼痛，并且会伴有损伤部位的压痛，或者出现神经性的损害，躯干与双下肢可能会感觉到麻木和无力，有的患者还会出现大小便失禁等。脊髓损伤为什么很难恢复？因为脊髓一旦损伤，脊髓损伤断端部位就会结成瘢痕。瘢痕是无情的，它像一堵厚墙，堵住了脊髓两端断裂神经的再生和连接。这样，断端的神经就无法"拉手"，从而无法再生。所以脊柱骨折引起的瘫痪一直是国际医学上的重大难题，至今没有得到解决。

136. 胸腰椎骨折可以保守治疗吗

对于单纯轻度胸腰椎压缩骨折，没有后方韧带复合体损伤，没有椎管内骨折块压迫及神经功能损伤，可以采取保守治疗。保守治疗的方法有垫枕加功能锻炼、手法复位、石膏背心固定、脊柱外固定支具等。

（1）垫枕加功能锻炼：患者仰卧于略硬床垫上，用棉垫或者毛毯折叠多层，形成塔形垫枕，将患者身体上下平行均匀托起，把塔形垫枕横行放置于胸背骨折突出的患部，让骨折处被支撑，可将高度逐渐增加。骨折基本愈合之后可在胸腰支具的保护下下地活动，结合适度的腰背肌功能锻炼，可以起到促进骨折椎体塑形、预防骨质疏松、防止肌肉萎缩的效果。但是垫枕治疗需要长期卧床，且痛苦较大，致使许多患者无法坚持，结果导致复位不佳。另外，长期卧床对于老年患者，不仅会引起下肢深静脉血栓、肺部感染、尿路感染、褥疮等并发症，而且还可造成骨质疏松、肌肉萎缩，反过来又可加剧胸腰椎疼痛，形成恶性循环。

（2）手法复位：手法复位创伤小，费用低，适用于稳定型的胸腰椎屈曲型骨折，但对于骨折存在不稳定因素或有进行性神经症状加重者，应当避免使用此法，以免造成脊髓或神经损伤进一步加重。手法复位对术者要求具备良好的业务素质，不可随意进行复位。复位力量不足、操作手法不当，容易导致严重后果。手法复位操作的主观性较强，且需要在麻醉下进行，经验不足者容易发生意外，临床上目前推广较少。

（3）石膏背心固定：胸腰椎骨折石膏背心固定主要作用是维持脊柱的稳定性，防止损伤进一步加重及巩固复位效果。石膏固定适合轻度单纯压缩性胸腰椎骨折患者。但是石膏固定范围广、时间长，固定期间整个躯干肌肉长期不能运动，极易导致肌肉废用性萎缩、脊柱骨质疏松，对骨折愈合和功能恢复均不利。另外，呼吸困难、石膏压迫性溃疡等也可能在石膏固定后产生。

（4）脊柱外固定支具：外固定支具主体部分佩戴于患者胸前，通过前方固定、后方顶推，既可维持脊柱稳定性，又能达到有效过伸的目的。一般患者经严格卧床，症状稳定后佩戴支具即可早期下床活动。高分子材料支具佩戴简便，可拆卸，舒适度较石膏背心高，患者较容易接受。

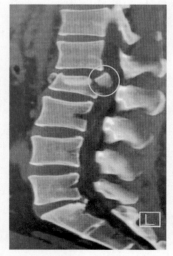

腰椎爆裂性骨折的骨折碎块进入椎管内压迫硬膜囊

137. 胸腰椎骨折什么情况下需要手术治疗

对于外伤性的胸腰椎骨折，目前临床一般采取国际上比较通用的创伤性胸腰椎损伤分类（TLICS）评分，对骨折的情况进行全面的评估。首先评估骨折的形态，压缩性骨折算1分，爆裂性骨折算2分，侧方移位伴旋转算3分，牵张性损伤算4分；其次是评估脊柱后方的韧带复合体的情况，没有损伤算0分，没法确定算2分，确定断裂的算 3 分；最后观察神经功能的情况，神经功能没有损伤算 0 分，神经根损伤算 2 分，神经功能部分损伤算 3 分。总评分在 3 分或以下，适用保守治疗，评分为 5 分或以上多采用手术治疗。评分为 4 分，根据实际情况决定具体治疗的办法。总的来说，是否手术需根据骨折的粉碎程度、软组织损伤情况和神经压迫的情况来综合评估和考虑。

138. 外伤性胸腰椎骨折能做微创手术吗

　　传统的胸腰椎骨折手术是开放式的，需广泛切开剥离脊柱两旁的肌肉，此肌肉就是老百姓所说的"里脊肉"。椎旁肌肉好比一座大桥上起吊的缆索，对维持腰椎脊柱稳定和各项活动起到重要作用。手术过程中从胸腰椎正中向两边进行"里脊肉"的剥离和牵拉，肌肉会出现水肿、坏死，后期形成瘢痕组织导致部分肌肉失去了正常的功能。

　　目前脊柱微创技术已不需要在背部开十几厘米的大口子，也不用切开剥离两旁的肌肉，只需要开几个 1cm 左右的小口子，借助影像导航系统经皮置入椎弓根钉，再通过特殊的微创器械行骨折复位。如果有神经压迫症状，可由微创通道或者脊柱内镜下完成减压。手术出血少，术后疼痛轻，恢复快，切口和瘢痕小，住院时间短，患者能早期下地活动，早期进行康复，早日恢复正常工作和生活。

139. 外伤性胸腰椎骨折手术有哪些微创的方法

　　（1）可采取肌间隙入路：肌间隙入路经肌间隙钝性分离，探查双侧多裂肌和最长肌的间隙，可以到达手术位置。该入路不破坏椎旁肌肉、胸腰筋膜及棘突 – 棘间 – 棘上韧带的完整性。操作的空间基本等同于传统开放手术，器械操作基本不受影响。此外，经肌间隙入路，钝性分离减少了肌肉组织的损伤，减少了术中出血量，术野更清晰，更有利于椎弓根螺钉的准确置入。

　　（2）经皮椎弓根螺钉固定：如前所述，仅在皮肤上切几个 1cm 左右的切口，切开皮下及筋膜，从多裂肌与最长肌间隙钝性分离达关节突及横突，透视或导航下依次置入穿刺针、导丝，扩大管及保护套管，丝攻（在椎弓根开出内螺纹）扩大钉道，再将椎弓根螺钉通过导丝拧入椎体。手术切口小，避

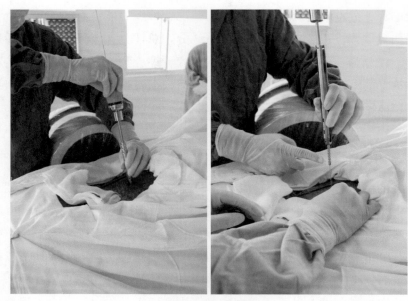

经皮椎弓根钉内固定术

免了对椎旁肌肉的大范围剥离，创伤小，出血少，保留了骶棘肌的附着及与棘上韧带、棘间韧带的连续性与完整性；创伤小、出血少、恢复快。

（3）微创截骨：胸腰椎陈旧性骨折造成的脊柱后凸畸形，可造成患者胸腰背部疼痛。部分患者甚至骨折块突入椎管，造成脊髓及神经的压迫。这些情况往往都需要手术治疗。可采取微创截骨技术，即通过小切口在切除损伤椎间盘的基础上行楔形截骨，截除骨量相对较少，出血少，手术时间短，通过闭合截骨面即可获得良好的矫形效果。我们团队还尝试了在脊柱内镜下对陈旧性后凸畸形进行镜下减压和截骨，获得满意疗效。

（4）前路微创技术：传统前路手术需从前方胸腹腔暴露损伤椎体，周围有很多重要的脏器及大血管，手术难度较大、创伤大、出血量大、风险高。目前借助前路微创拉钩系统，可360°各方向操作，可根据不同切口和深度选择不同种类和长度的拉钩，可仅通过小切口获得三维直视效果。此外，可以使用光纤照明，还可借助内镜系统获得显微放大效果，使手术在清晰的术野下进行。可完成骨折复位、椎管减压、前路椎体融合和内固定等操作。

140. 脊柱骨折的手术治疗中应用脊柱手术机器人或术中导航技术有什么优势

脊柱微创手术机器人的主要优势为微创、精确、安全。首先，机器人辅助手术可以提供清晰的三维立体虚拟的手术视野；其次，光学导航设备以及术中三维影像同步技术，可以更好地进行术前规划和术中实时定位，在操作中实现精准化和标准化，减少手术误差，进一步提高手术安全性，取得更佳的手术效果。

脊柱手术机器人根据术前影像学重建技术，不需要显露解剖标志就可以确定椎弓根螺钉入点、方向、直径及长度，进一步减少对肌肉等软组织的损伤；同时可以在术前计划中选择最佳的椎弓根的宽度及进钉路径，确定最长、最宽的椎弓根螺钉通道，使置入的螺钉有最大抗拔出力，防止骨折复位过程中椎弓根螺钉松动和拔出。而传统经皮椎弓根螺钉骨折复位术，术中则需要多次透视，寻找椎弓根边界，以确定合适的进钉点位置、穿刺方向及穿刺针深度，尤其对于穿刺位置不合适时可能需要反复透视。机器人辅助置钉相比于单纯 C 臂机透视下置钉可显著提高置钉效率，减少置钉时间和透视次数，减少手术时间，减轻手术损伤。

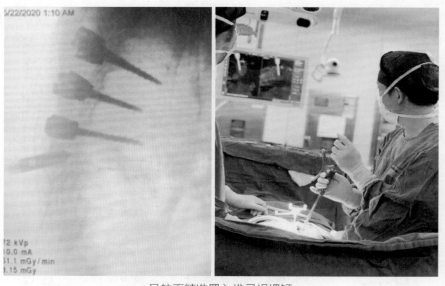

导航下精准置入椎弓根螺钉

脊柱光学导航系统可以实时追踪手术器械的位置，显示其与解剖结构的位置对应关系，指导精确置入各种螺钉。术中可以及时调整位置不良的螺钉，降低了螺钉位置错误的风险，避免相关并发症，显著提高了脊柱骨折手术的有效性和安全性。

第七章　脊柱肿瘤及其微创治疗

141. 诊断脊柱肿瘤应该如何检查可提高准确率

脊柱肿瘤的诊断，需要全面系统地进行检查和评判。比如，脊柱肿瘤患者的家族史，也就是说患者家里的直系亲属有没有肿瘤的病史；患者的临床表现及详细的体格检查，X线片、CT、MRI、全身骨扫描、PET-CT、超声等影像学检查对于判断肿瘤部位、性质及转移情况帮助较大；怀疑脊柱肿瘤最好进行活体组织检验，即穿刺活检进行病理检查，其准确率较高，对明确诊

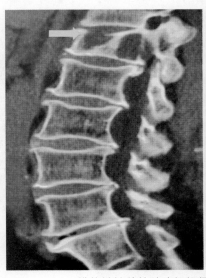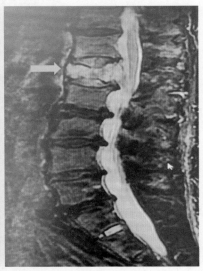

椎体被转移的肿瘤组织侵蚀，左为 CT，右为 MRI

断有很大帮助。如可在 CT 引导下到达活检部位，其准确率更高，约为 90%。脊柱肿瘤一般可以通过切开活检或穿刺活检两种方法取得病理组织，后者更为微创，对肿瘤组织骚扰小。但穿刺活检的成功率跟术者的经验相关，我们团队通过微创多点穿刺方法获得了较高的检出率。

由于脊柱解剖结构复杂，毗邻脊髓，且脊柱肿瘤常与周围重要脏器及大血管粘连，手术切除难度极大，术中出血量大、术后并发症多，复发率、致残率、致死率高，其手术难度及风险远大于脊柱创伤及退变性疾病。

如果是原发良性肿瘤，手术是比较可靠的治疗手段，术后定期随访即可；如果是原发恶性肿瘤和脊柱转移瘤，根据术后病理可能还需进行放疗、化疗或靶向治疗等。转移性脊柱肿瘤治疗的目的主要是缓解疼痛、改善神经功能和维持脊柱结构稳定性，最大限度改善患者生活质量。手术治疗应考虑患者的营养状态和心肺功能等全身状态以及预计的生存时间。如果具备手术条件，可根据具体情况行根治性病椎切除脊柱重建术或姑息性手术等。术后根据病理结果及基因检测结果，行进一步的治疗。

142. 什么是脊柱肿瘤的姑息性手术

脊柱肿瘤姑息性手术，是指患者肿瘤已全身广泛转移，预计生存期小于3 个月，患者全身情况差、无法耐受大手术等情况时，为改善患者生存质量，部分切除肿瘤，解除肿瘤压迫引起的神经症状，维持脊柱稳定性所采取的有限手术。

术后获得的益处是否超过手术潜在风险，是选择姑息性手术的关键因素。对于肿瘤晚期患者，为减轻疼痛、加固脊柱稳定性、防止神经功能恶化而选择姑息性保守手术方案，是十分人性化的。国外学者的报道提出了符合姑息性手术的标准：高恶性程度硬膜外肿瘤引起的神经功能缺失；脊柱失稳；放疗后肿瘤继续生长；保守治疗难以控制的疼痛；预期生存小于 3 个月等。

传统的姑息性手术包括减压、固定、放射粒子植入、肿瘤隔绝术等，McLain 等学者还报道了在脊柱内镜的协助下进行减压手术，取得了良好的疗效，克服了传统后路开放减压手术创伤大出血多等缺陷。经皮椎体成形术（PVP）用于病理性骨折引起的疼痛、脊柱不稳，被认为是安全有效的。同时，经皮注入骨水泥于病理性骨折患者椎体内。通过原位固定的作用，能对患者起到立竿见影的止痛效果。并且使脊柱获得额外的生物学稳定。针对脊柱转移性肿瘤患者实施的姑息性手术，能够起到缓解疼痛、保存和恢复神经功能、重建脊柱稳定性的作用，显著提高了脊柱肿瘤患者的生活质量。

143. 脊柱转移性肿瘤有哪些微创治疗方式

脊柱是恶性肿瘤转移灶的高发部位，5%～10%的癌症患者在病程中发现了肿瘤的椎体转移，这一概率远高于原发性脊柱肿瘤。而尸检结果则更出乎人的意料，因恶性肿瘤死亡的患者中有70%都存在脊柱转移，且生前大多出现过局部剧烈疼痛或是神经压迫症状。随着医疗手段的提升和进步，肿瘤患者带瘤生存时间逐步延长，而因脊柱转移瘤所导致的疼痛、病理性骨折和脊髓压迫等情况则大大降低了肿瘤晚期患者的生存质量，故目前对于脊柱转移肿瘤的治疗重点是控制肿瘤生长、减轻疼痛症状、提高脊柱稳定性、预防神经压迫的发生。其治疗方案的选择取决于椎体转移的类型、位置及程度。常用手段包括放化疗，开放手术及微创介入等。

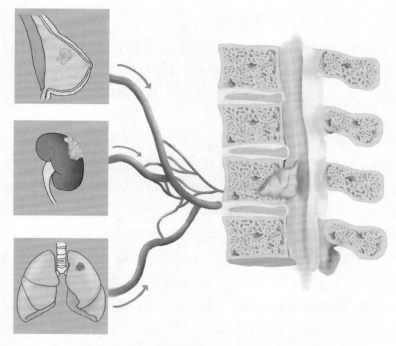

脊柱转移性肿瘤主要原发灶：乳腺癌、肾癌、肺癌

放化疗对于特定类型的肿瘤有效，但有时对于骨的愈合反而起到负面作用，不利于脊柱的稳定。开放性手术可进行肿瘤病灶切除联合内固定，尤其是对于已经出现神经压迫的患者，能够起到改善症状的效果。但存在手术创面大，并发症率高、恢复时间长的缺点，对于全身情况本就较差的肿瘤晚期患者，可谓雪上加霜。因此，微创治疗因其创伤小、并发症少、疼痛缓解率高等优势，已逐渐成为转移性脊柱肿瘤的重要治疗手段，一定程度上提升了患者的生存质量。目前，常用的微创手段有如下几种。

（1）经皮椎体成形术（PVP）：除在老年性骨质疏松性脊柱压缩骨折中应用外，PVP的另一适应证就是转移性脊柱肿瘤，尤其是对于出现了病理性骨折的患者。通过向椎体内注射骨水泥，达到抑制肿瘤生长和增加脊椎稳定性的效果。这一方案的优势在于创伤小，手术时间短且对晚期肿瘤患者全身情况影响小。

（2）放射性粒子置入：使用特殊器械将粒子置入肿瘤内部，利用放射源持续发射的低能量 γ 射线，可达到抑制肿瘤细胞增殖、缩小肿瘤体积的目的。

（3）射频消融术（RFA）：利用骨穿针等介入器材，将射频电极针进入肿瘤内部，通过局部高温造成肿瘤凝固坏死，达到杀灭肿瘤细胞、减小肿瘤体积、避免压迫症状等目的。

（4）氩氦刀冷冻消融术：该技术依赖氩气的快速制冷，在极短时间内将病变组织冷冻，后快速升温加热，实现二次打击并杀灭肿瘤细胞。相比于其他消融技术，氩氦刀冷冻可精确、实时调控范围及温度，进一步提高了手术疗效并减少并发症。

（5）经动脉化疗栓塞术（TACE）：通过向动脉内注射栓塞及化疗药物治疗富血供及存在切除禁忌的肿瘤。

基于PVP在稳定椎体结构方面的优势，临床上通常会在PVP的基础上联合其他 1～2 种微创治疗手段（如PVP联合放射粒子，PVP联合内固定等），从而最大限度地缓解患者的疼痛感、避免并发症的发生。随着技术的进步，微创技术正被越来越多医生和患者接受，成为治疗椎体转移性肿瘤的重要治疗手段。

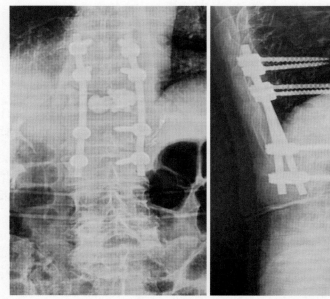

椎体转移性肿瘤微创治疗方案（经皮椎弓根螺钉内固定＋经皮椎体成形术）

第八章 脊柱畸形及其微创治疗

144. 孩子好像有"高低肩"，需要治疗吗

"高低肩"是青少年发育时期较常见的现象，大部分时候是由于姿势性的问题，如用单侧肩膀背书包等造成的，这类情况通过纠正姿势等治疗，成年后大多会消失。但也有少部分症状严重的孩子伴有脊柱侧凸，这就是我们所说的"青少年特发性脊柱侧凸"（AIS），特点是脊柱向侧方弯曲＞10°。青少年特发性脊柱侧凸以女性居多，十岁左右的男女比例可以达到1：8，具体原因还有待明确。

青少年特发性脊柱侧凸是脊柱的三维畸形，除冠状面和矢状面的畸形外，还可伴有椎体的旋转。早期畸形并不明显，十岁前后随着椎体骨骺迅速发育，

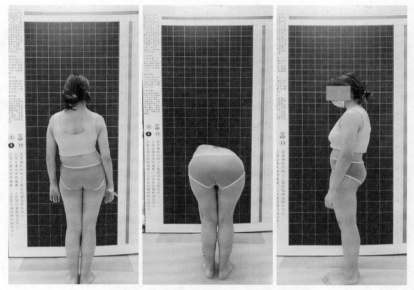

青少年特发性脊柱侧凸的"剃刀背"畸形

1～2年内侧凸可能明显加重。除了脊柱畸形外，还可能伴随某些器官畸形代偿形成，如下肢不等长，骨盆倾斜继发髋关节内收或外展，胸腔容积缩小引发气短、心悸、消化不良等内脏功能障碍。关于侧凸是否需要手术，目前主流的观点，是根据cobb角、柔韧性、骨骼成熟度（预示着侧弯进展的可能性），进行综合判断。一般对 cobb 角 45° 以上的青少年特发性脊柱侧凸，建议手术治疗。生活中，如果发现孩子有双肩不等高、后背一侧隆起或两侧腰部不对称，都提示孩子可能有脊柱侧凸。如果有这些情况，就需要尽早带孩子去医院的脊柱外科进行检查。

145. 青少年特发性脊柱侧凸有哪些微创手术技术

传统的脊柱侧凸矫形手术通常是指开放的融合内固定手术，包括前路、后路和前后路联合手术，这些传统手术方式创面巨大，需要广泛剥离脊柱两旁的肌肉组织。手术过程中需要置入金属的钉棒支架，拉直脊柱并维持角度，同时在脊柱背侧放置颗粒骨，帮助椎体间融合，就像电焊一样把脊柱焊住，在纠正脊柱侧凸的同时，也使脊柱失去了原有的活动度。尽管这类手术仍是青少年脊柱侧凸的主流手术方式，但其并发症发生率较高，主要包括神经损伤，呼吸系统、胃肠道、内固定或手术部位相关的并发症。

20世纪90年代出现了微创脊柱手术（MISS）技术，因其失血量少，疼痛小，感染率低等优势而逐渐受到关注，随着技术的不断发展，目前针对青少年特发性脊柱侧凸的微创治疗技术有以下几种。

（1）脊柱机器人辅助微创手术：传统透视引导椎弓根螺钉置入准确度不高，容易导致严重的手术并发症。螺钉置入位置不当通常发生在重度AIS的患者，其椎体解剖结构常发生改变，如重度旋转，椎弓根发育异常等。这些情况下，常规的"标准化置钉"过程将显得比较困难。而机器人辅助椎弓根螺钉可以很大程度地提高置钉的准确性，降低置钉错位的发生率。研究表明，机器人辅助椎弓根螺钉置入在AIS手术矫治中正确率为92.8%，而在术前进行过CT扫描的患者正确率可进一步提高至97.6%。

（2）导航下椎弓根置钉技术：导航手术可实时确定最佳的螺钉置入位置，使脊柱外科医生可以借助立体定位导航系统确定置钉的理想位置，减少组织创伤和手术时间。

（3）胸腔镜可辅助青少年特发性脊柱侧凸的矫形手术，通常通过胸腔镜经前路对侧凸节段椎间盘进行切除、松解和固定融合。

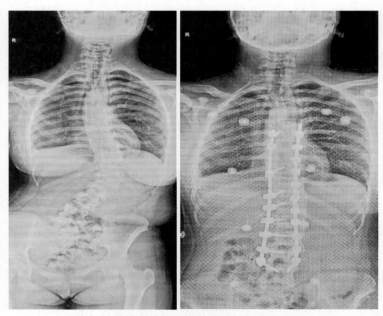

青少年特发性脊柱侧凸术前术后的影像学表现

146. 青少年特发性脊柱侧凸微创小切口下能进行手术吗

可以！对于适合进行非融合手术的患者，我们可以通过后路多个小切口置入螺钉、矫形棒和可调节生长棒；对于不适合进行非融合手术的患者，我们可以通过胸腔镜辅助小切口技术进行操作，这样兼具内窥镜手术的微创优势和开放手术的操作便利，在获得良好疗效的同时明显降低了技术难度，可较方便、快捷地实现松解矫形和固定融合，尽量减少对患者的创伤，避免做从上到下的"贯穿式"切口。

不要以为胸腔镜是肺部及纵隔手术的专用器械。其实，胸腔镜同样可以应用于青少年特发性脊柱侧凸的矫形手术，通过脊柱前路充分松解软组织，融合侧凸节段，其手术效果不亚于传统的开放手术。与此同时，胸腔镜手术还具有以下优势。

（1）手术创伤小，对人体各组织、器官正常功能干扰相对较小：相较于传统开放手术需切断一至两根肋骨，使用胸腔镜技术，术者仅需在胸壁开三四个 1.5～2cm 的小切口，术中出血少，术后恢复快，患者早期就可恢复活动，避免了长期卧床引起的各种并发症。

（2）术中视野开阔，操作方便：开胸手术仅能暴露 5～6 个节段。如需固定更长的节段则较为困难，靠近两端时操作尤为不便，特别是对于胸 1～胸 3 节段，有时需要做两个切口。而胸腔镜手术可以获得更为开阔的手术视野。

（3）与开放手术相比，小切口可减少术中失血量和术后感染。

（4）术后疼痛轻，有助于围手术期肺通气，便于护理。

不过胸腔镜下脊柱侧凸前路矫形术对手术技术要求较高，需要一个学习熟练的过程，需进行充分的训练和准备，防止各种并发症的发生。

147. 为什么老年人会发生退变性脊柱侧凸等畸形

老年人脊柱畸形主要分为 3 类：第 1 类为新发或原发性退变性脊柱侧凸；第 2 类为未经治疗的特发性脊柱侧凸（AIS）进展到成年期；第 3 类为继发于手术、创伤或代谢性骨病等椎体结构改变所形成的脊柱畸形。

老年人脊柱畸形包括各种继发于发育、相关疾病进展或退变的脊柱三维结构改变。伴随椎间盘退变的发展，脊柱后部结构退变导致椎体旋转或侧移；

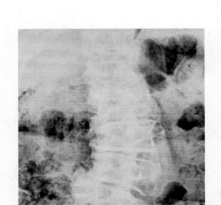

老年脊柱退变导致的侧凸畸形

持久的旋转畸形将导致韧带松弛，最终造成椎体侧方滑移。椎间盘韧带复合体的破坏以及随之而来的关节突关节退变导致相邻椎体间的异常运动，最终造成终板骨溶解、关节突关节肥大、囊肿形成和黄韧带肥厚等。畸形的凹侧可出现椎间孔狭窄，这种狭窄往往因为椎间盘退变和椎间孔高度丢失而加重，导致椎管狭窄和神经孔狭窄。

老年人脊柱畸形通常见于下腰椎。通常伴随脊柱的序列变化（腰椎前凸丢失）。合并有症状的患者常表现为疼痛、僵硬、下肢麻木、放射痛等症状。体态也发生改变。严重影响老年人的生活质量，是老年人尤其老年女性致残的主要原因之一。

148. 老年退变性脊柱侧凸什么情况下必须手术

手术治疗适用于一部分采取保守治疗失败的患者。他们通常合并背部和/或腿部疼痛以及脊柱不平衡。他们的功能活动受到严重限制，生活质量也随之降低。手术的总体目标是恢复脊柱平衡，减轻疼痛，解除神经压迫，并进行节段性的脊柱融合和稳定性重建。在更严重的情况下，需要切除部分脊椎进行矫形（截骨）或切除整个椎体进行脊柱矫形（全椎体切除术）。

对于老年人退变性脊柱侧凸，有很多类型的外科手术治疗方案。需根据每位患者的病情制定个性化手术方案。

传统手术方案就是按脊柱畸形开放手术的方法做大切口，把影像学有异常的畸形给予矫正，但是手术创伤较大，是否适用于老年患者值得反思。我们团队面对老年退变性脊柱侧凸患者，首先考虑的是能否应用一些微创技术：如采用骨水泥强化螺钉短节段固定、内镜辅助减压、前路 OLIF 短节段椎间撑开融合等微创新技术。关键要以最小的代价使患者获得最大的功能改善，这一点和青少年及成人脊柱畸形的手术理念不完全相同。既要精准进行侧凸矫正，恢复矢状位平衡，还要兼顾减压、固定和融合这三个脊柱手术的基本问题，这是因为老年侧凸患者往往合并骨质疏松、椎间盘突出和椎管狭窄等退变性疾病。

老年人脊柱畸形的手术风险高于青少年，并发症发生率明显增高，而且恢复较慢。因此，手术只能在患者充分了解和认识手术的利弊以后，作为最后的治疗方案。首先所有合理的非手术治疗措施都应尝试。同时，当患者确定选择了手术，并为手术做好充分准备后，医生应根据病情制定合适的手术方案并成功实施，手术后还需要积极康复锻炼，才能获得一个好的结果。

最新的手术技术进展包括通过微创手术以减少对人体正常组织的损伤，使用生物活性材料加速脊柱融合过程等，使用计算机辅助导航系统和各种形式的脊髓和神经监测可能有助于提高手术的精度和安全性。在我们团队，对老年人脊柱畸形同样可以采用脊柱手术机器人进行微创手术。

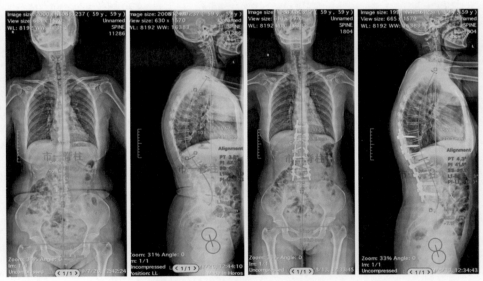

退变性脊柱侧凸患者获得良好的畸形纠正

149. 老年退变性脊柱侧凸目前有哪些微创手术技术

对于退变性脊柱侧凸的患者，在保守治疗无效的情况下就需要进行手术干预。传统的退变性脊柱侧凸矫正手术主要采用开放手术（长节段松解、截骨、减压、固定和融合），以此达到矫正脊柱畸形，恢复冠状位和矢状位平衡，阻止脊柱侧凸畸形继续发展，改善脊柱功能，缓解临床症状的目的。然而，该类手术通常创伤较大，对于存在高血压、糖尿病等基础疾病的老年患者来说增加了潜在的并发症风险。微创技术在这方面有着得天独厚的优势，其具有软组织损伤小、出血量少、术后疼痛轻、恢复快及住院时间短等优点，且疗效与开放手术相似。目前，治疗退变性脊柱侧凸的微创手术技术主要有以下几种。

（1）微创经椎间孔入路腰椎融合术（MIS-TLIF）：患者取俯卧位，在病变椎体处采用后路小切口并通过扩张器行微创手术。该技术可用于治疗主要以神经根性疼痛为主的单节段腰椎狭窄的退行性脊柱侧弯，也可联合经皮椎弓根钉技术行长节段融合纠正脊柱侧弯。

（2）微创腰椎斜外侧椎间融合术（OLIF）：患者取侧卧位，手术入路是通过腹膜后侧前方的自然间隙进入，操作空间位于主动脉和腰大肌之间的解剖间隙，不破坏正常组织，不像常规后路手术要破坏肌肉韧带和骨结构，因此创伤很小。术中放置可恢复椎间盘高度和前凸的椎间融合器，OLIF手术可以间接减压并可矫正腰椎侧凸和恢复前凸。

（3）经皮螺钉置入技术：该技术通过小切口置入椎弓根螺钉，不需广泛剥离椎旁肌肉，减小创伤。同时可以结合脊柱导航技术进一步提升微创手术的精确性，降低术中并发症的发生率。

（4）脊柱内镜辅助微创技术：指应用脊柱内镜微创技术辅助传统的开放手术以达到矫正脊柱畸形的目的。充分评估患者的病情，制定具有针对性的个性化的手术方案，联合脊柱内镜进行重点节段减压、松解和融合操作，手术可同期或分期进行。与传统开放手术相比，该技术可降低软组织损伤、减少术中出血量、缩短患者的住院时间。

150. 在老年退变性脊柱侧凸的手术治疗中应用脊柱手术机器人和术中导航有什么优势

脊柱微创手术机器人的主要优势为微创、精确、安全。导航设备以及术中三维影像同步技术，可以更好地进行术前、术中定位，在操作中实现精细化和标准化，减少手术误差，进一步提高手术的质量，取得更佳的手术效果。

与传统侧弯矫形手术相比，术中置钉不需要多次透视，尤其适用于可能需要反复透视的重度畸形的重度侧凸患者。机器人辅助置钉相比于单纯 C 臂机下透视下置钉可显著提高置钉准确率，减少置钉时间和透视次数，减少手术时间，减轻手术损伤。

O 臂机导航系统可以实时追踪手术器械的位置，显示其与解剖结构的位置对应关系，指导精确置入椎弓根螺钉。并且在置钉结束后立刻进行术中 CT 扫描，及时调整位置不良的螺钉，降低了螺钉位置错误的风险，避免相关并发症。

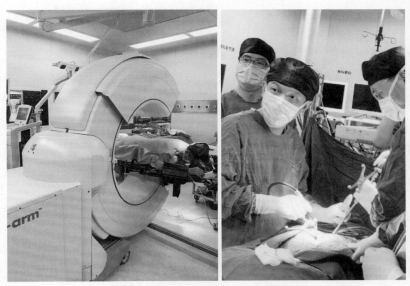

O 臂机导航下精准置入椎弓根螺钉

第九章　脊柱脊髓疾病的干细胞治疗

151. 干细胞可以代替任何受损细胞，包治百病吗

我们每一个人都是由受精卵发育而来的，受精卵本身就是一个干细胞。

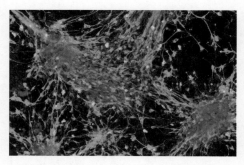

荣光染色下的干细胞（引自权威学术期刊
《*Cell Reports*》）

理论上说干细胞因其具有全能性，可以分化成任何细胞。当机体某一器官发生疾病，我们可以利用干细胞修补该器官，机体受损的细胞会被干细胞所取代。因此，理论上干细胞是"万能的"，可以"包治百病"。这也就是为什么某些机构大肆宣传干细胞的治疗"潜能"，将干细胞的治疗"潜能"当作现实的"治疗力"。从目前的干细胞研究进展来看，干细胞治疗疾病还处于前期阶段，尚有很多关键技术问题需要解决，其临床应用尚处于成熟规范过程，目前说干细胞能够"包治百病"还为时过早。

152. 干细胞为什么能够治疗椎间盘退变

椎间盘退变的原因是多方面的，一般来说衰老是导致椎间盘老化的关键因素，另外，"久坐、长期弯腰、搬重物"等增加椎间盘压力的姿势都会加速椎间盘退变。

大家吃过"羊蝎子"吧？"羊蝎子"其实就是羊的脊椎骨，如果仔细观察，在两节羊蝎子之间存在一个"垫片"，这个垫片就是我们医学上称为的椎间盘。年轻人的椎间盘就像"包子"一样，外面是"皮"，里面是"馅"，椎间盘含水量丰富、形态非常饱满、弹性好，能够抵抗压力。但是当人老了，皮肤会脱水、松弛，出现皱纹，同样椎间盘也会脱水、导致原先饱满的"包子"变成"薄薄的饼"。在此基础上如果患者过度用腰，会导致这个"饼"的外层发生破裂，那么"饼"里面的"馅"就流出来了，正好压在神经上，就导致下肢疼痛、麻木甚至无力等症状。另外，腰椎间盘缩水、弹性下降、高度丢失都会导致脊椎之间不稳，这时候身体就开始作出反应，产生大量骨刺、骨赘等增生物，如果增生物很不幸正好压在了神经上，就会导致持续腰痛、下肢疼痛麻木、无力，有蚁走感及活动困难。此时 MRI 检查一般会表现为椎管狭窄，也就是说"羊蝎子"中间那个孔变小了，压迫神经了。

当椎间盘发生退变时，椎间盘内的细胞减少、细胞外基质就会降解，导

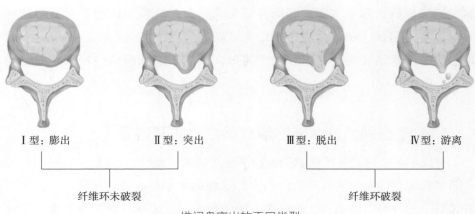

Ⅰ型：膨出　　　　Ⅱ型：突出　　　　Ⅲ型：脱出　　　　Ⅳ型：游离

纤维环未破裂　　　　　　　　　　　　纤维环破裂

椎间盘突出的不同类型

致椎间盘的抗压能力减弱，引起椎间盘突出、椎管狭窄等椎间盘退变性疾病。既然椎间盘退变的原因是椎间盘内细胞减少，细胞外基质降解，所以有效逆转椎间盘退变的治疗措施就是将椎间盘细胞及细胞外基质移植入椎间盘内。干细胞作为人体的"种子细胞"，可以诱导分化为多种组织细胞，同样可以产生"椎间盘细胞"，并且合成椎间盘基质，增强椎间盘抗压性能。另外，干细胞具有强大抗炎作用，可以抑制退变椎间盘内发生的不良炎性反应。所以向椎间盘内移植干细胞，使椎间盘获取大量椎间盘细胞和基质，就能够延缓和治疗椎间盘退变。

153. 干细胞治疗有什么风险，会导致肿瘤吗

干细胞治疗是一种新的临床治疗技术，与其他的临床治疗技术一样，在治疗疾病的同时，有可能会存在一定风险。特别是当患者病情复杂或者存在个体差异，或受其他一些目前未知的因素影响时，要完全避免风险是不现实的，也是目前的科学水平所达不到的。在治疗风险中，大家最为担心的就是干细胞会不会导致肿瘤。

既然干细胞是人体内的"种子细胞"，可以分化成各种细胞，那么理论上确实存在肿瘤形成的风险。但是前期大量临床研究表明，规范使用符合质量标准的干细胞治疗一般不会导致肿瘤的发生。这可能是因为人体产生肿瘤，需要体内存在适合肿瘤生长的环境，而干细胞并没有改变体内环境，因此肿

瘤发生率极低。国外临床试验同样证明人脐带间充质干细胞并不会增加肿瘤发生率。因此，在综合考虑干细胞"益处"与"害处"的前提下，干细胞治疗椎间盘退变的益处明显大于害处。所以干细胞移植治疗椎间盘退变前景光明。

154. 干细胞为什么能够治疗脊柱小关节退变

脊柱小关节退变性疾病就是我们平常所说的"磨腰"，我们活动腰部时经常能够听到腰部发出"咔咔"的响声，这种响声多是由于脊柱小关节退变所引起的小关节退变性疾病。那么小关节为什么会退变呢？小关节退变的原因与椎间盘退变的原因基本相似，同样是由于衰老、不良生活习惯及慢性损伤。长期不良姿势及慢性劳损会导致小关节的关节软骨磨损变薄、小关节稳定性下降，导致小关节位置失调，出现绞锁，关节运动失调，脊柱周围的肌肉韧带张力异常。这样可能会引起局部疼痛，甚至影响附近血管神经，导致相应的症状。当脊柱小关节绞锁，长时间不能纠正时，脊柱整体力学运动不协调，逐渐导致小关节炎症，引起小关节骨质增生，如果增生的骨刺正好压在周围神经上，可引起腰腿痛、四肢麻木或乏力等症状。

脊柱小关节退变的始动因素就是脊柱小关节的软骨退变，小关节间的软骨就像是关节内的"轴承"，当软骨退变后，软骨变薄、小关节内的"轴承"阻力增大，导致活动时出现"咔咔"的声音。在此基础上，不良的姿势及长期的慢性劳损，会导致小关节撞击，逐渐出现小关节炎症，导致大量骨质增生，引起相应症状。干细胞作为人体的"种子细胞"，可以分化成多种组织细胞，同样干细胞可以分化为软骨细胞，并且合成软骨细胞外基质，起到"润滑小关节"的作用。另外，如前所述，干细胞具有强大的抗炎作用，可以抑制退变软骨内的不良炎性反应。所以脊柱小关节内移植干细胞能够治疗小关节退变。